SUR LA RÉSECTION

DU

GANGLION DE GASSER

PAR

Le Dr Louis PRAT

ANCIEN INTERNE DES HÔPITAUX DE PARIS
MEMBRE CORRESPONDANT DE LA SOCIÉTÉ ANATOMIQUE

———※———

PARIS

G. STEINHEIL, ÉDITEUR

2, RUE CASIMIR-DELAVIGNE, 2

—

1903

SUR LA RÉSECTION

DU

GANGLION DE GASSER

DU MÊME AUTEUR

Hémorragie sous-méningée dans la rougeole. *Bull. et Mém. de la Soc. anat.*, novembre 1897, p. 809.

Cancer de la vessie avec envahissement ganglionnaire (en collaboration avec P. LECÈNE). *Bull. et Mém. de la Soc. anat.*, 16 mai 1902, n° 5, p. 483.

Tuberculose de l'urèthre simulant un néoplasme (en collaboration avec P. LECÈNE). *Bull. et Mém. de la Soc. anat.*, 16 mai 1902, n° 5, p. 484.

Pyonéphrose du rein droit. *Bull. et Mém. de la Soc. anat.*, 24 octobre 1902, n° 8, p. 821.

Cancer œsophagien. *Bull. et Mém. de la Soc. anat.*, 7 novembre 1902, n° 7, p. 881.

Grossesse tubaire isthmique. *Bull. et Mém. de la Soc. anat.*, janvier 1903, n° 1, p. 86.

Kyste pédiculé de la petite lèvre. *Bull. et Mém. de la Soc. anat.*, avril 1903.

Fibrome du col utérin en prolapsus. *Bull. et Mém. de la Soc. anat.*, avril 1903.

Observations et interventions d'appendicites. In th. CHAPON, Paris, 1902.

Luxation du semi-lunaire, in th. GALLONI, Paris, 1902.

Note à propos de deux cas de cystocèles, l'une inguinale, l'autre crurale, in HARTMANN. *Travaux de chirurgie anatomo-clinique* (*Voies urinaires, Estomac*). Paris, 1903, G. Steinheil, édit.

Cystite tuberculeuse avec abcès juxtavésical ouvert dans la vessie. *Ibid.*

SUR LA RÉSECTION

DU

GANGLION DE GASSER

PAR

Le Dr Louis PRAT

ANCIEN INTERNE DES HÔPITAUX DE PARIS
MEMBRE CORRESPONDANT DE LA SOCIÉTÉ ANATOMIQUE

———————*———————

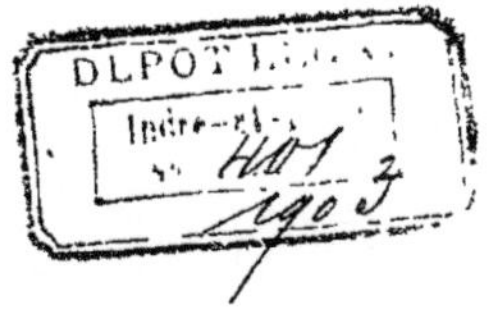

PARIS

G. STEINHEIL, ÉDITEUR

2, RUE CASIMIR-DELAVIGNE, 2

—

1903

À tous mes Maîtres dans les hôpitaux, et particulièrement à mes Maîtres d'Internat de Paris, qui m'ont laissé dans leurs services une large initiative, et m'ont souvent donné les preuves d'une affectueuse protection.
En témoignage de profonde reconnaissance.

A MM.

M. LE PROFESSEUR CAUBET, médecin des hôpitaux, de la Faculté de Médecine de Toulouse.

M. LE PROFESSEUR JEANNEL, chirugien des hôpitaux, de la Faculté de Médecine de Toulouse.

M. LE DOCTEUR ROQUES, médecin des hôpitaux (Externat 1895-1896).

M. LE PROFESSEUR TERRIER, chirurgien des hôpitaux (Externat 1896-1897).

M. LE PROFESSEUR AGRÉGÉ ROGER, médecin des hôpitaux (Internat provisoire 1897-1898).

M. LE PROFESSEUR AGRÉGÉ RECLUS, chirurgien des hôpitaux (Internat provisoire 1898-1899).

M. LE DOCTEUR CHAPUT, chirurgien des hôpitaux (Internat 1899-1900).

M. LE PROFESSEUR POIRIER, chirurgien des hôpitaux (Internat 1900-1901).

M. LE PROFESSEUR AGRÉGÉ HARTMANN, chirurgien des hôpitaux (Internat 1901-1902).

M. LE PROFESSEUR AGRÉGÉ RICARD, chirurgien des hôpitaux (Internat 1902-1903).

MM. LES PROFESSEURS AGRÉGÉS LEJARS, J.-L. FAURE, AUVRAY, chirurgiens des hôpitaux, et les DOCTEURS ROCHARD, LAUNAY, GUILLEMAIN, CHEVALIER, chirurgiens des hôpitaux.

M. LE PROFESSEUR AGRÉGÉ BONNAIRE, accoucheur des hôpitaux.

A MON PRÉSIDENT DE THÈSE

M. LE PROFESSEUR P. POIRIER

Que j'assure de ma profonde gratitude pour l'honneur qu'il me fait en acceptant la présidence de ma thèse.

INTRODUCTION

S'il est des affections pour lesquelles la recherche d'une thérapeutique heureuse doive être poursuivie avec effort, la névralgie du trijumeau, le tic douloureux de la face, est bien de celles-là, car elle est parmi les plus horribles. La morphine, ce poison qui tue la douleur, est elle-même impuissante à en soulager les crises.

Quand tous les traitements médicaux ont fait banqueroute, les malades viennent demander à la chirurgie le soulagement de leurs maux : successivement, ils subissent des résections de plus en plus hautes des troncs nerveux affectés. Souvent la marche du mal est ralentie, presque jamais elle n'est suspendue. De résections en résections, — car ces malades sont d'une remarquable fidélité au bistouri, — on en arrive tôt à avoir sectionné les différentes branches du trijumeau. La récidive réapparaît presque fatalement. Il ne reste plus alors aux malades, pour échapper à leur torture, que le suicide. Et, en effet, ils lui demandent souvent la délivrance de leurs maux.

Toutefois, il est une dernière limite possible aux résections chirurgicales du système du trijumeau : c'est l'ablation du ganglion de Gasser et même de sa racine centrale.

Cette chirurgie du ganglion de Gasser a été abordée en France bien timidement. A l'étranger et particulièrement en Allemagne, elle est en revanche beaucoup plus courante.

J'ai eu, pendant ma dernière année d'internat, chez M. Ricard, l'occasion d'assister mon maître dans une première résection du ganglion de Gasser. Cet habile chirurgien l'a pratiquée avec une apparente facilité, qui ne laissa pas d'étonner lorsque l'on songeait aux pénibles et aveugles opérations, dont certaines observations relataient les détails.

J'ai alors entrepris une étude de la résection du ganglion de Gasser, basée sur le dépouillement des observations françaises et étrangères, en même temps que je me livrais à une série de recherches anatomiques et opératoires dans les laboratoires où m'ont si bienveillamment accueilli MM. Poirier et Hartmann, à l'École pratique.

J'ai ainsi fait une série de constatations et fixé quelques points de technique opératoire.

Avec une affabilité dont je le remercie vivement, M. Ricard m'a permis récemment de l'assister dans une seconde intervention pour résection du ganglion de Gasser. Au cours de cette nouvelle intervention, une série d'incidents opératoires vint me convaincre que les observations que j'avais faites en mes recherches n'étaient pas seulement d'ordre théorique, mais trouvaient une démonstration effective. C'est le résultat de ces recherches que je vais exposer.

Il semblera que je me sois attaché à de bien petits détails d'anatomie et de technique opératoire ; je ne voudrais pas cependant que l'on crût sans contrôle que ce sont là, de ma part, minuties d'un esprit antichirurgical ; mais la chirurgie du ganglion de Gasser n'a de spécial que cette minutie même des détails.

Pour l'ablation de cet organe, d'abord difficile, de limites peu étendues, de voisinages dangereux, il importe que les divers temps opératoires soient précisément réglés. Sans fautes de technique, je suis convaincu que la gasserectomie, bien que délicate et ayant été seulement pratiquée jusqu'ici en France par des chirurgiens dont l'habileté est à toute épreuve, peut et doit rentrer sans hésitation dans la pratique courante.

CHAPITRE PREMIER

QUELQUES CONSIDÉRATIONS SUR LA RÉSECTION DU GANGLION DE GASSER

Difficultés opératoires. — Pourquoi la gasserectomie est-elle si rarement pratiquée? Les difficultés opératoires, les accidents consécutifs, la crainte de la récidive sont les principales causes de la discrétion des chirurgiens. Jusqu'ici, la technique de cette intervention a été considérée comme particulièrement difficile à mener à bien, à cause des différents écueils de la voie d'accès. Ce sont même les premiers temps opératoires qui ont fait l'objet des recherches, plutôt que le perfectionnement des moyens d'ablation *totale* du ganglion.

Le principal écueil, auquel tous les chirurgiens se sont heurtés, est l'hémorragie. Non point que ce soit son abondance qui soit particulièrement redoutable : même lorsque le sinus caverneux est blessé, je pense que la gravité de son hémorragie n'est pas au-dessus des ressources de nos moyens habituels d'hémostase. Du reste, sauf quelques cas où c'est la perte considérable du sang qui met dans l'obligation d'arrêter l'opération, les observations prouvent qu'un sinus caverneux ouvert ne saigne pas plus qu'un autre sinus cranien ou qu'une grosse veine des membres. Mais dans la résection du ganglion de Gasser, si l'hémorragie n'est pas un écueil opératoire par son abondance, elle l'est, et fort difficile à surmonter, par la gêne qu'elle apporte à la vue. Toujours l'on opère au fond d'un puits : les moindres gouttes de sang s'accumulent précisément dans la région gasserienne et masquent le champ déjà si limité de l'action.

La grosse difficulté de la résection, qu'il faut à tout prix totale, est là : voir le ganglion que la plus légère hémorragie cache -sous sa nappe de sang.

C'est en ce sens de perfectionnement de technique que j'ai surtout fait porter mes recherches.

Mortalité. Accidents. — La mortalité encore grande, ou, tout au moins les graves accidents post-opératoires, ont aussi arrêté l'audace des chirurgiens qui n'auraient pas reculé devant les difficultés purement techniques de l'intervention. Les méningo-encéphalites, le schok, les lésions cérébrales (contusions, ramollissement, aphasie), les paralysies ou les pertes de l'œil, etc., sont au nombre de ces périls immédiats ou tardifs, dont nous étudierons plus tard la fréquence.

Infection. — Parmi tous ces accidents, les uns peuvent certainement être évités : ce sont les accidents infectieux.

Les infections opératoires, dans la résection du ganglion de Gasser, doivent théoriquement être nulles, car, en effet, l'opération est tout entière aseptique : elle ne doit pas amener de contamination de la plaie. Une infection du champ opératoire ne devrait jamais être redoutée que si l'on intervenait suivant un procédé opératoire qui amène l'ouverture d'une cavité septique.

Chez la malade dont je rapporte l'observation et qui est morte apparemment de méningite, des fautes d'asepsie ont peut-être été commises au cours de l'opération, sans doute quand des changements de position de la malade ont été effectués, qui ont amené le glissement des champs de protection ; ou bien la contamination a eu lieu les jours suivants, au cours du renouvellement du pansement, comme semble le prouver la courbe de la température. Mais ce n'est pas du procédé opératoire que de semblables accidents font le procès. Nul doute qu'une méthode bien réglée ne laisserait que difficilement se glisser des fautes d'asepsie pendant l'intervention.

Schock. — Le schock n'a pas sans doute toujours eu une pathogénie unique. L'accident est mal connù dans ses causes, il n'en n'est que plus redoutable. Plusieurs facteurs associés apportent peut-être chacun leur contingent pathogénique : intoxication chloroformique, contusion, compressions cérébrales, arrachement du trijumeau, hémorragie, etc. Mais, en somme, le schock est très rare et n'appartient pas plus à la chirurgie du ganglion de Gasser qu'à tout le reste de la chirurgie nerveuse, pour laquelle il n'arrête pas le chirurgien.

Accidents oculaires. — Ils sont très souvent évitables et, au pis aller, même si une complication oculaire était fatale, elle ne devrait pas faire rejeter la seule thérapeutique active qui puisse être dirigée contre la plus douloureuse et la plus tenace des affections, à laquelle tout, même la mort, est préférable.

Récidive. — Mais beaucoup n'ont pas foi dans cette thérapeutique de la résection du ganglion de Gasser, et craignent que, si le malade échappe à l'opération et à ses suites, il ne reste voué à la récidive, à plus ou moins brève échéance, tout comme après les résections périphériques ou intracraniennes des branches seules du trijumeau.

Deux ordres d'arguments peuvent être opposés à cette conception : des arguments de faits et des arguments théoriques.

Les arguments de faits doivent être tirés des cas observés, où, après la résection du ganglion de Gasser, la guérison est restée définitive, et de ceux où la récidive est advenue. Malheureusement la base même de la discussion fait défaut, parce que la plupart des observations ne sont pas assez détaillées, assez précises, pour que l'on puisse affirmer l'exérèse totale du ganglion. Je ne rappellerai pas seulement les cas où, l'opération terminée, le ganglion jugé enlevé, l'examen histologique a montré qu'à la vérité nulle trace de tissu nerveux ne se trouvait dans la pièce examinée; ni ceux où, comme pour Jaboulay, l'exérèse avait porté sur le maxillaire et non sur le ganglion. Et quand de semblables erreurs sont arrivées aussi à des chirurgiens comme Keen, j'apprécie la sagesse de Gérard Marchant, qui réclame le contrôle d'un examen histologique complet, pour que l'on puisse se dire certain d'avoir heureusement pratiqué l'ablation totale du ganglion.

En outre, je crois qu'il faut considérer comme ablations incomplètes toutes celles qui ont été faites un peu aveuglément à la curette, par écrasement, ou par arrachement au crochet ou à la pince.

J'ai répété sur le cadavre de ces interventions, où, le ganglion bien mis à nu, je l'arrachai à la pince. Quoi qu'en disent quelques auteurs, le ganglion, au moins sur le cadavre, n'est pas toujours friable, mou, aisément arraché, et, très souvent dans ces expériences cadavériques, j'ai constaté qu'il restait le long du bord supérieur du ganglion des fibres nerveuses qui de la cinquième paire allaient dans l'ophtalmique. Il est évident que je ne pratiquais pas ainsi une ablation histologiquement complète du ganglion. Lexer dut agir de même sur un de ses opérés, car après deux semaines, la sensibilité revint sur le trajet de l'ophtalmique.

L'étude des territoires anesthésiés après l'opération ne peut pas non plus, d'une manière absolue, servir de preuve pour l'étendue de la résection, car l'anesthésie dans un territoire nerveux ne traduit pas fatalement la section du nerf ; la contusion, l'élongation d'un tronc nerveux peuvent la provoquer : le cas de Lexer, auquel je faisais allusion, le prouve bien ; les manœuvres opératoires furent insuffisantes pour détruire le nerf, puisqu'il se régénéra, mais leur traumatisme fut assez puissant pour en amener une anesthésie passagère.

L'examen tardif de la sensibilité ne peut davantage être une preuve irréfutable, car la pathologie nerveuse révèle parfois entre les nerfs sensitifs des suppléances dont l'anatomie normale et le rôle vicariant des anastomoses périphériques ne donnent pas toujours une explication facile. Richelot a vu ainsi la sensibilité réapparaître peu à peu dans le domaine d'un nerf maxillaire inférieur réséqué.

Mais si l'on veut juger de la valeur de l'opération d'après les cas où la technique chirurgicale suivie a apparemment permis d'enlever complètement le ganglion, des observations de Krause, de Cushing et de Lexer sont parmi les plus précieuses ; et on est autorisé à croire que les bons résultats qu'ils ont obtenus deviendront la règle de l'avenir. Krause a une statistique personnelle de 27 cas opérés avec 16 guérisons absolues ; 2 récidives, mais du côté opposé ; 1 récidive vraie ; 1 récidive où les douleurs apparues au bout d'un an furent considérées comme hystériques.

Il a eu 7 cas de mort : 1 par insuffisance cardiaque (6e jour) ; 1 pour la même cause au cours d'une pneumonie (21e jour) ; 1 (au 19e jour) par pneumonie grippale, mais avec un ramollissement

brunâtre du lobe cérébral ; 1 par collapsus (6ᵉ heure) ; 1 par cholestéatome du cerveau et des méninges (1 mois) ; 2 enfin pour
ramollissement de la région cérébrale (19ᵉ, 20ᵉ jour). De telle sorte,
qu'à bien considérer les faits, la statistique de Krause demeure
avec 1 récidive et 3 morts par faute opératoire, soit 15 p. 100
environ d'insuccès absolu.

H. Cushing a opéré suivant une technique un peu personnelle
4 cas de tics douloureux. L'extirpation du ganglion a été complète (examens macroscopique et histologique, photographies). Ces
4 cas ont été suivis de guérison. Lexer, en 4 ans, a enlevé 15 ganglions de Gasser : 12 de ses malades ont été complètement guéris ;
un a fait de la névralgie, mais du côté sain, alors qu'il n'y en a
pas eu du côté primitivement opéré ; il semble que son affection
ait été de cause centrale. Enfin, Lexer a perdu un opéré de méningite.

Il apparaît donc, à considérer ces statistiques individuelles, qui
ont toujours plus de valeur que les statistiques globales, que
l'opération soit d'une bonne thérapeutique symptomatique. Il
faudra, lorsqu'elle sera devenue plus répandue, voir quel est
l'avenir des opérés, et si les guérisons se maintiennent au delà de
quelques années.

Les arguments théoriques qui permettent de considérer comme
très logique la résection du ganglion de Gasser reposent sur la
conception du neurone, individualité bien définie, et sur la connaissance du processus de régénérescence des nerfs. Le centre
du neurone du système du trijumeau, la cellule, est au niveau du
ganglion de Gasser. C'est un neurone périphérique qui s'articule
d'une part avec les neurones des centres par les prolongements
qui suivent la racine du trijumeau, et qui, d'autre part, vient
recueillir à la périphérie des perceptions tactiles par les branches
du trijumeau.

Même si l'on accorde au trijumeau une sensibilité spéciale,
comme la sensibilité gustative (à la vérité elle provient du glossopharyngien), le schéma reste vrai, car il est bien démontré
aujourd'hui que les corpuscules gustatifs ne sont pas d'origine
nerveuse, mais de simples cellules épithéliales adaptées à un rôle
spécial. Donc les nerfs maxillaire et ophtalmique sont consti

tués par les prolongements périphériques d'un neurone dont la cellule est au ganglion.

Lors donc que les opérations chirurgicales — comme les résections périphériques des nerfs — ne porteront que sur ces voies afférentes du ganglion de Gasser, la récidive est à prévoir ; les nerfs peuvent se régénérer, puisque le centre trophique a été respecté, et les crises douloureuses pourront retrouver leurs causes. Mais si l'opération porte sur le centre même du neurone, sur sa cellule et non seulement sur son prolongement, la mort fonctionnelle du système est assurée : point de régénérescence possible ; la guérison doit être définitive, à moins que la maladie ne soit d'origine centrale et que le neurone supérieur, articulé au neurone gasserien, ne soit lui-même malade. Cette notion est aujourd'hui obscure ; il appartiendra aux futures études anatomo-pathologiques de l'élucider. Mais, cliniquement, il reste acquis que la résection du ganglion de Gasser est tout au moins une opération palliative à longs bienfaits, si tant est qu'elle ne soit pas curative définitivement. Il suffirait du reste de considérer la situation atroce des malades atteints de névralgie du trijumeau pour affirmer le droit de reculer jusqu'au ganglion de Gasser même la limite de la résection nerveuse, fût-elle simplement intervention palliative.

CHAPITRE II

ANATOMIE CHIRURGICALE
DE LA FOSSE CÉRÉBRALE MOYENNE

La ganglion de Gasser est situé dans la fosse cérébrale moyenne,
à la partie la plus interne de la paroi postérieure.

§ 1. — Fosse cérébrale à l'état sec.

Cette fosse cérébrale, sphéno-temporale, constitue l'étage moyen
de la boîte cranienne. Elle a la forme d'une pyramide quadran-
gulaire tronquée, large à sa base, du côté de la calotte du crâne,
et qui va se rétrécissant à mesure qu'elle s'enfonce en dedans vers
le corps du sphénoïde, qui en limite le sommet tronqué.

La profondeur de cette fosse, c'est-à-dire la distance de la base
à son sommet, mesurée suivant le diamètre qui s'étend de l'écaille
temporale à la gouttière caverneuse, oscille entre 43 et 53 millimètres avec, comme dimensions extrêmes, 40 et 57 millimètres.

Le centre du ganglion de Gasser est à peu près à 12 millimètres
du sommet de la fosse.

La largeur de la fosse, prise à mi-chemin de sa profondeur, du
bord supérieur du rocher au point le plus concave du bord supérieur et antérieur, mesure en moyenne 5 centimètres et demi. J'ai
trouvé 48 millimètres sur un petit crâne, 63 millimètres sur un
gros crâne. Enfin, la hauteur de la fosse moyenne, c'est-à-dire la
perpendiculaire abaissée du plan qui passe par les bords supéro-
antérieur et supéro-postérieur, au point le plus déclive, oscille

entre 20 et 25 millimètres. Deux centimètres de hauteur est la dimension de beaucoup la plus fréquente. Exceptionnellement sur un crâne, la fosse moyenne était très peu excavée : elle mesurait 14 millimètres à droite ; 15 millimètres à gauche.

Base ou paroi externe. — La base, constituée par la portion écailleuse du temporal et la grande aile du sphénoïde, est concave. Elle est dans un plan un peu oblique en arrière et en dehors. Elle répond à la partie inférieure sus-zygomatique de la fosse temporale. Elle se continue sans démarcation avec la calotte cranienne en haut. Cette paroi est très mince en certains endroits. Comme c'est une face de trépanation, il serait chirurgicalement utile d'en pouvoir préjuger l'épaisseur. Mais les variations individuelles sont extrêmes. D'une manière générale, sur les crânes lourds et épais, provenant de préférence d'hommes dont le squelette entier est très développé, elle est elle-même assez épaisse ; mais, dans la plupart des cas, sa minceur, par endroits, est telle que l'on peut voir le jour à travers. On aperçoit ainsi une zone claire plus ou moins étendue appartenant à l'écaille temporale et dont le centre répond à la racine horizontale de la zygomatique. Cette première zone s'étend souvent au-dessus de la gouttière zygomatique. Une autre zone, aussi très fréquente, est située à la partie la plus antérieure de la paroi ; elle appartient à la grande aile du sphénoïde.

Autour de ces zones minces la paroi externe de la fosse moyenne se renforce. En arrière, vers la portion rocheuse, elle acquiert vite une épaisseur notable. En avant, à la limite de l'orbite, elle reste toujours mince. En bas, vers son insertion à la base proprement dite du crâne, derrière l'arcade zygomatique, elle est toujours assez peu solide pour être aisément fracturée. C'est en haut, vers la crête temporale, qu'elle est, en somme, la plus épaisse.

Cette paroi externe de la fosse cérébrale moyenne est ravinée par l'origine des sillons que les deux branches antérieure et postérieure de la méningée moyenne se creusent dans l'os ; à la vérité, c'est au-dessus de la région de la fosse proprement dite que ces sillons sont nombreux à mesure que l'artère se divise. Ils sont d'autant plus profonds que les crânes sont plus épais, et dans des cas qui sont loin d'être exceptionnels ces sillons sont transformés en véritables tunnels, en canaux intra-osseux. Cette disposition peut être gênante dans la trépanation temporale. Elle a été trouvée telle dans le second cas de Ricard ; bien que femme, l'opérée avait une calotte cranienne fort épaisse. Finney, Czerny, von Beek ont aussi rencontré la même disposition.

Paroi antérieure. — Cette paroi, concave, est formée par la grande aile du sphénoïde. Elle sépare la fosse moyenne de la cavité orbitaire ; elle se continue en courbe douce avec la paroi externe d'une part, le plancher d'autre part ; elle est dominée par la saillie en arc régulier de l'apophyse d'Ingrassias, qui en dedans proémine sur la gouttière caverneuse par le cap de la clinoïde antérieure. A son angle externe l'apophyse d'Ingrassias est continuée par le rebord tranchant de l'os frontal. Le sourcil osseux ainsi formé, au niveau de sa queue, de sa soudure à la calotte cranienne, est rencontré par le sillon des branches antérieures des vaisseaux méningés. A ce niveau, existe un tunnel osseux complet qui passe dans l'épaisseur de l'os sous un pont de 1 centimètre et demi à 2 en moyenne, et vient émerger à l'angle inférieur et antérieur du pariétal.

Cette paroi offre les orifices qui font communiquer la fosse cérébrale avec l'orbite et avec la fosse ptérygo-maxillaire, la fente sphénoïdale et le trou grand rond.

La fente sphénoïdale, en virgule, dont la grosse extrémité est interne, est comprise entre la grande et la petite aile du sphénoïde.

Elle donne passage aux nerfs moteur oculaire commun et externe, au pathétique. à l'ophtalmique de Willis, branche supérieure du ganglion de Gasser, à la veine ophtalmique, à un rameau de la méningée moyenne, qui, s'il ne traverse pas cette fente, se creuse à la face antérieure de la fosse un petit orifice voisin.

Le trou grand rond, par où le nerf maxillaire supérieur, seconde branche du ganglion de Gasser, passe dans la fosse ptérygo-maxillaire, est situé au-dessous ; je préciserai les rapports de ces orifices à propos de l'étude des trous du plancher.

Paroi postérieure. — Elle est moins haute que la paroi antérieure, mais elle offre une triple obliquité : elle est en plan incliné en bas vers le centre de la fosse, en dedans et en avant vers son sommet.

C'est elle qui contribue surtout à rendre la fosse d'autant plus large qu'on s'élève vers son plafond, mais d'autant plus étroite qu'on s'enfonce vers son sommet tronqué. Elle est formée par la face antérieure du rocher. A son union avec la paroi externe, elle montre souvent une gouttière où chemine le sinus anormal pétro-squameux de Lusckha.

Plus en dedans on reconnaît la saillie des canaux semi-circu-laires, près du bord supérieur du rocher; elle est ordinairement très manifeste, offrant un sommet mousse; quelquefois cependant elle doit être recherchée parmi les autres saillies mamillaires de la surface. Au delà, en dedans et plus bas, la face postérieure de la fosse montre l'hiatus de Fallope avec 1, 2 ou 4 hiatus acces-soires, petits orifices obliquement percés dans la masse pétreuse et qui se continuent en bas et en dedans par de minuscules gout-tières. Par ces hiatus passent les nerfs pétreux superficiels du facial, les nerfs pétreux profonds du nerf Jacobson et des vais-seaux sanguins. Enfin, en dedans, l'on trouve une dépression, une fossette où loge du ganglion de Gasser. Elle est à la partie la plus interne de la face antérieure du rocher. Au delà, en dedans, c'est le trou carotidien ; au-dessous, c'est le trou déchiré antérieur. Lorsque ce dernier trou est très déchiré, il empiète d'autant sur la zone inférieure de la fosse de Gasser ; lorsque la suture pétro-sphénoïdale est très fermée et le trou déchiré antérieur plus étroit, la dépression gasserienne est très nette et bien délimitée. Partici-pant de l'orientation générale de la paroi postérieure de la fosse cérébrale, la fossette du ganglion regarde en avant, en dehors et légèrement en haut.

La paroi postérieure est séparée en haut du versant de la fosse cérébrale postérieure par le bord supérieur du rocher.

Ce bord est constitué par une crête assez régulière que j'ai vue plus ou moins mousse, ou coupée d'aspérités ou plus souvent pré-sentant une gouttière de profondeur variable, surtout nette en dehors et qui loge le sinus pétreux supérieur. Au point où le bord supérieur du rocher correspond à la fossette du Gasser il offre une dépression, une échancrure peu profonde pour la racine du triju-meau, qui vient de la région postéro-interne.

Paroi inférieure. — La paroi inférieure, plancher de la fosse, est triangulaire, légèrement excavée. Elle est formée par le temporal et par le sphénoïde. Elle se relève en courbe douce vers la paroi externe de la fosse ; au contraire, par la surface exocranienne, la limite entre la paroi inférieure et la paroi externe est nettement· marquée par la crête sous-temporale.

Cette paroi inférieure présente un intérêt tout particulier ; c'est le chemin du ganglion de Gasser, que répèrent des trous et différentes formations. Le premier des orifices qui traversent ce plancher de la fosse, quand on marche de la base vers le sommet, est le *trou sphéno-épineux* ou *trou petit rond*, par où passent les vaisseaux méningés moyens.

Cet orifice, vu par la face endocranienne, est arrondi ou légèrement infundibuliforme ; son pourtour est mousse ou quelquefois tranchant ; plus souvent il se continue en dehors et un peu en arrière par la gouttière de la méningée. Taylor lui assigne un diamètre variable de 1 à 4 millimètres. Sa lumière laisse passer en moyenne une bougie uréthrale n° 9. Je l'ai vu plus petit, de 1 millimètre seulement de diamètre. Je ne l'ai jamais vu absent. Krause et Lexer et moi-même l'avons rencontré double.

Ce trou sur le plancher de la fosse s'évase en la gouttière dirigée en dehors et un peu en arrière de la méningée moyenne. Cette gouttière est parfois profonde et doit cacher dans son sillon la presque totalité de l'artère ; d'autres fois elle est à peine indiquée.

Généralement cette gouttière se divise en deux gouttières secondaires pour les deux branches postérieure et antérieure de l'artère. On a ainsi une fourche dont le manche se termine au trou sphéno-épineux. La longueur du manche est fort variable avec les sujets : donc la méningée moyenne doit se bifurquer plus ou moins tôt après sa pénétration dans la cavité du crâne. Comme la majorité des opérateurs lient la méningée à son émergence du trou, il importe de fixer la longueur du tronc avant sa fourche sur lequel porte la ligature. Neuf fois la gouttière se divise immédiatement ou à 1 millimètre du trou : le manche de la fourche n'existe pour ainsi dire pas. Trois fois il mesure 2 ou 3 milli mètres. Six fois il a entre 5 ou 10 millimètres. Enfin, quatre fois je l'ai trouvé d'une longueur variant entre 13 et 17 millimètres. Il ne faut pas, en pratique, compter en amont de la bifurcation de la méningée sur un tronc assez développé pour porter une ligature.

Le *trou ovale* est situé presque immédiatement en avant et en dedans du trou sphéno-épineux. Sur 100 cas, Dollinger l'a rencontré cependant 6 fois en arrière. Il est rarement arrondi, mais généralement ovale, à bords mousses légèrement infundibuliformes. Son grand diamètre est dirigé en dedans et en avant. Ses dimensions ordinaires sont de 6 à 7 millimètres suivant son grand axe, 3 millimètres suivant son petit diamètre ; Taylor lui donne de 4 à 9 millimètres de diamètre. Entre ces deux trous sphéno-épineux et ovale existe le trou minuscule qui mène les pétreux dans le canal innominé d'Arnold. En avant et en dedans du trou ovale, très près de lui (1 millimètre), le plus ordinairement à 4 ou 5 millimètres, sur la ligne qui unit et prolonge les centres des trous petit rond et ovale se voit un troisième orifice, le *trou de Vésale*, par où passe une veine ; cet orifice est inconstant ; je l'ai vu en revanche plus gros que le trou petit rond. Sa situation est variable : il est tantôt déjeté un peu en dedans, tantôt rejeté au niveau du trou ovale. Enfin, la fosse cérébrale moyenne montre, au moment où le plancher se continue dans la paroi antérieure, le *trou grand rond* : il est sur un plan plus élevé que les autres trous du plancher ; il n'est plus sur la ligne prolongée qui joint les centres des petit rond, ovale et de Vésale ; mais il est à peu près sur le plan antéro-postérieur qui passe par le sommet interne du trou ovale. Sa dimension moyenne est de 3 millimètres (de 1 à 4, dit Taylor).

Les trous sphéno-épineux (de la méningée moyenne), ovale (maxillaire inférieur) et grand rond (maxillaire supérieur) sont plus ou moins distants entre eux.

Le trou sphéno-épineux est à une distance variable de la paroi externe de la fosse. Je l'ai établie au compas d'épaisseur, du fond de la gouttière zygomatique au trou petit rond. Cette mesure représente la profondeur à laquelle on trouvera après trépanation temporale la méningée moyenne en dedans de la calotte cranienne.

Les distances minima ont été de 17 et 18 millimètres. Deux fois elles étaient de 19 et 20 millimètres. Cinq fois elles étaient de 22 millimètres. Quatre fois, de 23, 24 ou 25 millimètres. La distance maxima a été de 26 millimètres. Donc, en moyenne, le sphéno-épineux est à 22 ou 23 millimètres en dedans du fond de la gouttière zygomatique. Cette distance n'est presque jamais

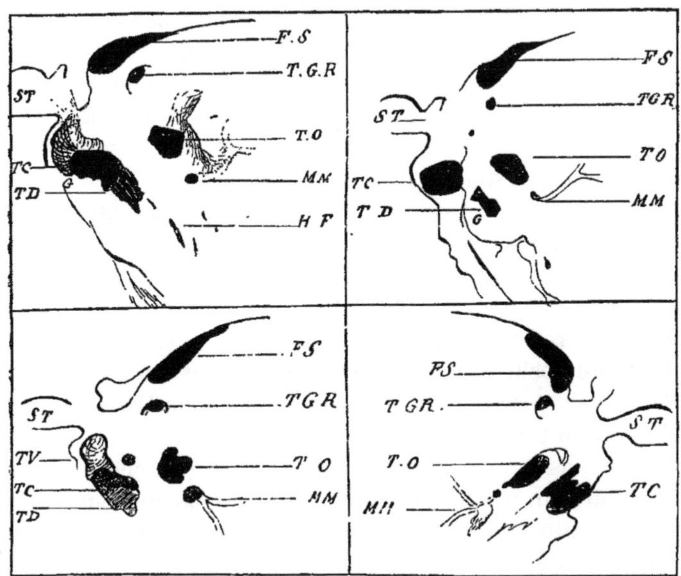

FIG. 1. — Aspects différents et rapports réciproques des trous de la fosse moyenne.

exactement la même à droite ou à gauche pour un crâne donné : elle varie suivant l'asymétrie du crâne : la différence entre les deux côtés n'a jamais dépassé 3 millimètres.

La distance pour un crâne donné est directement proportionnelle au diamètre transverse, sans que cependant on puisse énoncer ce fait comme une règle absolue.

Le trou ovale est presque immédiatement en avant et en dedans du trou sphéno-épineux. Un petit pont osseux de quelques millimètres sépare à peine les deux orifices. Les centres des deux trous sont éloignés de 3 à 13 millimètres, dit Taylor. J'ai, dans la majorité des cas, relevé une distance de 7 millimètres ; souvent, une distance de 8 ou 9, une seule fois un éloignement de 13 millimètres. Dans ce dernier cas d'exception, le pont osseux entre les deux trous était très étendu ; il mesurait 9 millimètres. Les distances minimes ont été de 1, 2, 4 et 5 millimètres. Ce qu'il faut retenir, c'est, en général, le voisinage intime du trou sphéno-épineux et du trou du maxillaire inférieur : l'un mène à l'autre.

Entre les trous ovale et grand rond la distance mesurée centre à centre et dans l'espace est pour Taylor de 11 à 24 millimètres. En règle générale, elle est de 16 ou de 17 millimètres. J'ai trouvé comme extrêmes limites 12 et 20 millimètres.

Le trou grand rond est fort voisin de la grosse extrémité de la fente sphénoïdale: d'habitude un pont osseux de 2, 4, 5 millimètres sépare à peine les bords les plus rapprochés des deux orifices.

Entre ce trou ovale, enfin, et le centre du trou carotidien au sommet du rocher, il y a un espace de 13 ou 14 millimètres en général avec, comme écarts extrêmes, 8 et 16 millimètres (Taylor dit 10 à 13 millimètres).

Ces dimensions entre les divers trous du plancher de la fosse sont d'étude un peu aride, mais elles fixent exactement quelques-unes des limites du champ d'action de l'exérèse proprement dite du ganglion de Gasser.

Le plancher de la fosse sphéno-temporale n'est pas lisse et uni, mais le fond de la cuvette qu'il constitue est soulevé par des saillies, des mamelons plus ou moins accusés ordinairement mousses et peu proéminents. Cependant une de ces saillies prend parfois un développement excessif au point de constituer une véritable apophyse de type très variable, ordinairement en mamelon, qui proémine de quelque 10 millimètres dans la fosse moyenne. Elle est externe et antérieure par rapport au trou ovale. De telle sorte que celui-ci est caché derrière le versant de cette proéminence innominée. Dans un cas où sur le cadavre j'ai, du côté gauche, rencontré cette disposition, j'ai été obligé de faire sauter au ciseau ce mamelon à la base pour avoir accès dans la région du ganglion de Gasser. Le 1er schéma de la fig. 1, montre une semblable disposition.

Cette pyramide osseuse est, du reste, assez tendre et sa résection facile. Dans une autre dissection je l'ai trouvée, sous forme d'apophyse pointue de petite étendue à la base — quelques millimètres carrés à peine — mais proéminant dans la fosse cérébrale de près de 6 ou 7 millimètres de hauteur. Elle était bilatérale. Cushing, qui a rencontré aussi cette saillie gênante, a dû, au cours d'une opération, la faire sauter pour avoir la voie libre.

Sommet de la fosse. — Le sommet de la fosse est constitué par la face latérale du corps du sphénoïde formant le mur qui tronque la pyramide. Le plancher de la fosse commence à l'insertion de la grande aile sphénoïdale au pied de ce mur.

La petite aile, qui s'insère à la partie toute supérieure et antérieure de la face latérale du corps du sphénoïde, surplombe par son apophyse clinoïde antérieure le sommet de la fosse cérébrale en avant.

La clinoïde postérieure, angle libre de la lame quadrilatère du sphénoïde, la surplombe en arrière.

La face latérale du sphénoïde est creusée par une gouttière, toujours très nette, qui, en arrière, naît au-dessus et en dedans du trou carotidien, monte d'abord verticalement, puis se dirige en avant horizontalement pour venir s'ouvrir, en dedans de la clinoïde antérieure, à l'angle antérieur et supérieur de la selle turcique : c'est la gouttière caverneuse.

§ 2. — Contenu de la fosse cérébrale moyenne.

Dure-mère. — La dure-mère tapisse la fosse sphéno-temporale séparant du plan osseux le lobe sphénoïdal de la masse encéphalique.

En certains points, elle ne constitue pas seulement un feuillet de revêtement pour l'os en suivant toutes ses irrégularités, mais elle forme des loges spéciales, tel le cavum de Meckel ou loge du ganglion de Gasser et telle encore la paroi externe du sinus caverneux.

Au niveau de la base ou paroi externe de la fosse cérébrale, derrière l'écaille temporale et l'aile du sphénoïde, elle se laisse généralement décoller sans trop de difficultés ; cette zone fait partie de la zone décollable de Gérard Marchant. L'adhérence de la dure-mère au crâne est d'autant plus marquée que l'os est plus épais, plus riche en saillies et en sillons. Aussi, chez l'homme, son adhérence est-elle plus grande en général que chez la femme. La dure-mère sert de soutien aux branches des vaisseaux méningés moyens. Quand l'artère n'est point contenue dans un tunnel osseux, elle reste adhérente à la membrane fibreuse et se décolle avec elle.

A l'entrée de la fosse, vers la paroi antérieure, la membrane dure mérienne se laisse décoller encore avec plus grande facilité. De même, toujours à l'entrée de la fosse, à la paroi postérieure, la séparation de la membrane et de la face antérieure du rocher se fait sans effort, de l'extrémité de l'index ou d'un instrument mousse ; sur le bord supérieur du rocher seulement, le décollement s'arrête par adhérence de la membrane à la gouttière du sinus pétreux ; au plancher de la fosse se rencontrent, en allant de la base vers son sommet, les premiers points d'adhérence véritable de la dure-mère au crâne. On peut les mettre en évidence lorsque, après l'amorce du décollement à la base de la fosse, on tend la dure-mère : on la voit se rider en quelques plis qui convergent vers la région des premiers trous, petit rond et ovale. C'est même pour quelques chirurgiens un repère cherché dans leur marche vers le nerf maxillaire inférieur (Keen). Au niveau du trou sphéno-épineux ou petit rond, en effet, la dure-mère adhère à la fois aux vaisseaux méningés et au pourtour osseux; si bien qu'il faut sectionner en ce point le pédicule vasculaire si on veut marcher de l'avant dans la profondeur.

Au niveau du trou ovale voisin, antérieur et interne, la dure-mère, qui y rencontre la troisième branche du trijumeau et un pédicule vasculaire, adhère aussi à tous ces organes sous-dure-mériens et au pourtour osseux. Mais il est facile de dilacérer ces trousseaux fibreux, et de glisser alors par-dessus la face supérieure du nerf maxillaire. Au trou grand rond, même disposition.

Quand la dure-mère rencontre le ganglion de Gasser, elle se dédouble : une partie passe par-dessus, un feuillet par-dessous. Au delà du ganglion, avant que les feuillets de dédoublement se soient rencontrés de nouveau, la dure-mère a déjà abandonné le contact inférieur de l'os et, de la face antérieure du rocher jusqu'à la fente sphénoïdale en dehors de sa grosse extrémité, elle s'est relevée en une cloison verticale antéro-postérieure qui n'est autre que la paroi externe du sinus caverneux, fermant ainsi en dehors la gouttière caverneuse.

La tranche supérieure de cette paroi, qui limite en dedans le sommet de la fosse cérébrale moyenne, n'est autre que la pointe antérieure de la tente du cervelet : elle s'insère à la clinoïde antérieure.

Cavum Meckeli. — La paroi antéro-supérieure du cavum Meckeli est la paroi cérébrale ; elle est recouverte par le lobe sphénoïdal.

La paroi postérieure ou inférieure s'enfonce dans la dépression osseuse du rocher, fosse de Gasser.

Mais la fosse osseuse est moins étendue que le cavum qui en déborde les limites. Aussi s'étend-il, en bas et en avant, au-dessus du trou déchiré antérieur ; la preuve en est facile à acquérir : par la cavité cranienne, ouvrez le cavum Meckeli et enlevez le ganglion : vous verrez que si vous enfoncez la pointe du bistouri vers la partie inférieure et antérieure du plancher vous ne rencontrez plus de l'os, mais vous pénétrez à travers le trousseau fibreux qui obture la suture pétro-sphénoïdale. De même encore le cavum de Meckel, en dedans, dépasse les limites de la fosse osseuse du rocher ; son plancher, ou tout au moins son angle antéro-interne, s'appuie là contre la dure-mère qui forme le pied de la cloison du sinus caverneux. La preuve de ce rapport important du cavum Meckeli et du sinus caverneux est aussi facile à constater. Considérez encore par la cavité cranienne le cavum Meckeli ouvert par son plafond. D'autre part, ouvrez aussi le plafond du sinus caverneux ; la chose est toujours facile, il n'y a qu'à suivre la carotide. Un stylet est alors introduit dans le sinus ; il en déchire les cloisons alvéolaires ou s'en coiffe, et peut aisément être mis en rapport avec un point quelconque de la paroi externe du sinus. Et il est alors possible de constater que sa pointe peut faire saillie sous le plancher du cavum, dans la partie qui correspond à la base d'insertion de la première branche ophtalmique, au rebord du ganglion qui sépare l'ophtalmique du maxillaire supérieur et à la base d'insertion de la racine de ce maxillaire supérieur.

Ganglion de Gasser. — Le ganglion de Gasser, contenu dans le cavum Meckeli qui se moule sur lui, est une masse de substance nerveuse, grisâtre sur le cadavre, jaunâtre et plus brillante sur le vivant, qui a la forme d'un haricot très aplati. Il présente, selon l'orientation même de la face antérieure du rocher, une face antérieure qui regarde en outre en dehors et légèrement en haut, et une face postérieure, parallèle à la précédente, qui, par conséquent, regarde en arrière en dedans et en bas. Son bord supérieur et postérieur ou hile reçoit la grosse racine du ganglion ou racine, du trijumeau ; de son bord inférieur et antérieur convexe, se détachent les trois branches terminales du trijumeau : le maxillaire inférieur, le maxillaire supérieur et l'ophtalmique. Le bord - externe est convexe et se continue dans le nerf maxillaire inférieur ; le bord interne, plus court et plus rectiligne, se continue dans la branche ophtalmique. Ses dimensions moyennes sont de 18 millimètres entre les bords interne et externe ; de 18 millimètres depuis le hile jusqu'au bord inférieur. Son épaisseur est de 3 millimètres environ. L'on voit très nettement à l'œil nu, surtout sur la face supérieure, le point de pénétration de la grosse racine du trijumeau dans le ganglion. Lorsque la racine aplatie et un peu étalée en plexus pénètre le ganglion, il existe un ressaut : le ganglion est plus épais que le nerf ; de plus, il existe toujours au niveau de ce bourrelet, sur la face supérieure du ganglion, une zone d'adhérences très intimes de la dure-mère qui laissent toujours leurs traces.

La racine sensitive du ganglion est sus-jacente à la racine motrice ; cette dernière passe sous le ganglion, s'accolant simplement à lui, et vient se confondre avec sa branche inférieure, le nerf maxillaire inférieur ; elle est chirurgicalement inséparable du ganglion.

Le tronc du trijumeau qui passe sur le bord supérieur du rocher, au-dessous du pont que lui forme la tente du cervelet, s'enfonce dans un canal où l'accompagne une gaine arachnoïdienne. Ce canal se termine en cul-de-sac circulaire au point où le nerf pénètre dans le cavum Meckeli. Comme le canal est trop large pour le volume du nerf, le diverticule de l'espace sous-arachnoïdien qu'il constitue contient du liquide céphalo-rachidien.

Les trois branches qui naissent du ganglion de Gasser divergent entre elles et ont un trajet plus ou moins long du ganglion à leur trou osseux. La branche du maxillaire inférieur se continue presque dans l'axe prolongé de la racine du trijumeau. Elle est la plus volumineuse des trois, 6 millimètres de diamètre en moyenne. De son origine ganglionnaire au trou ovale, le trajet intracranien n'en est pas long ; si on la sectionne au pourtour de l'orifice, sans l'arracher, on ne lui trouve guère plus de 6 millimètres de longueur.

La branche du maxillaire supérieur qui forme avec la précédente un angle aigu de 30° environ, est un peu moins volumineuse : elle n'a que 5 millimètres de diamètre. Mais son trajet libre, du ganglion au trou grand rond, est très étendu et ne mesure pas moins de 15 millimètres. Enfin, la branche ophtalmique se sépare du ganglion en faisant avec la précédente un angle fermé de 20° au maximum. Il ne sert de rien de connaître son étendue jusqu'à la fente sphénoïdale, car en son trajet elle n'est point libre, ni isolable chirurgicalement : elle est, en effet, comprise dans l'épaisseur même de la paroi externe du sinus caverneux.

Le degré d'adhérence du ganglion de Gasser aux parois de son cavum est très variable suivant les points envisagés : sa face inférieure est très aisément séparée du plancher de la loge ; c'est là un fait constaté par tous les anatomistes et les opérateurs, et il est manifeste. Au-dessous du ganglion, il existe une nappe de tissu cellulo-graisseux très lâche, qui se laisse dissocier avec la plus grande facilité par l'extrémité de la sonde cannelée. Le ganglion envoie bien quelques filets nerveux à la dure-mère de la région rétrogasserienne, et du voisinage de son hile de petits rameaux, qui se dirigent en arrière et en dehors vers le sinus pétreux inférieur et les parties avoisinantes de la dure-mère (Valentin), mais ces filets ténus s'arrachent tous avec la plus grande facilité, et ne gênent en rien, en arrière, la séparation du tissu nerveux du ganglion d'avec la dure-mère qui recouvre l'os.

Mais il en est tout autrement de l'adhérence de la dure-mère à la face supérieure du ganglion. Là, l'union de la membrane et de la substance nerveuse est telle que la dissection doit être faite au bistouri. Cette dissection est plus difficile quand on l'exécute de la cavité cranienne vers le Gasser, que lorsqu'on sépare la dure-mère en passant par-dessous elle, entre elle et le ganglion. La membrane fibreuse, dès qu'elle atteint les racines des trois branches du ganglion, adhère à leur face supérieure et constitue au sommet de leurs angles d'écartement une zone unitive. On arrive à séparer un feuillet dure-mérien assez résistant de la face supérieure du ganglion, mais seulement par le secours du bistouri ; cette séparation est surtout pénible vers le hile du ganglion. Lorsque l'on a ainsi relevé un feuillet fibreux, il ne faut pas croire que le ganglion se présente manifestement à la vue. En effet, on constate que l'on a toujours laissé une autre couche fibreuse transparente inséparable d'avec le tissu nerveux lui-même, qui forme comme un second toit au ganglion.

Cette couche fibreuse dissimule les bords du ganglion ; en dehors elle s'étale par-dessus les gouttières de l'hiatus de Fallope ; en dedans elle se confond avec la paroi du sinus caverneux. Il existe donc comme un plan de clivage dans l'épaisseur même de la dure-mère, qui la divise en deux feuillets. Si au delà du hile du ganglion, auquel ce feuillet inférieur de dédoublement est d'une adhérence extrême, on continue à suivre le plan de clivage que le bistouri crée, on ne découvre pas du tout la racine du trijumeau ; on reste toujours dans l'épaisseur de la dure-mère, et on arrive ainsi au bord supérieur du rocher jusqu'au sinus pétreux supérieur. Aussi, dès que l'on a découvert la surface supérieure du ganglion, il ne faut pas se laisser entraîner au loin vers le haut ; mais au delà de la surface d'adhérence maxima, qui laisse sur le ganglion comme une bande blanchâtre convexe en bas, il faut attaquer de la pointe la lame inférieure du revêtement. L'on entre ainsi tout à coup, par delà le bord supérieur du ganglion, dans le cul-de-sac du canal du trijumeau où l'on trouve sa racine libre ; Cushing a représenté dans la figure 2 de son mémoire cette disposition : on voit disséqués (ce qui n'est pas possible si nettement) au-dessus du ganglion deux feuillets. L'un, supérieur, qu'il appelle *dura mater reflected* et qui est la dure-mère venue de la fosse cérébrale en passant par-dessus les branches du trijumeau ; l'autre sous-jacent, qu'il dénomme *dura propria of ganglion* et qui n'existe qu'au niveau du Gasser même.

Les nerfs dans le sinus caverneux. — Les nerfs moteurs qui vont de la cavité cranienne à l'œil gagnent la fente sphénoïdale par la voie du sinus caverneux, prolongé dans l'orbite par la veine ophtalmique. Parmi eux, le nerf moteur oculaire externe, l'abducens, est celui qui offre avec le ganglion de Gasser et sa branche supérieure les rapports les plus voisins. C'est aussi celui qui a été le plus souvent lésé au cours de gasserectomies. L'abducens, en effet, est en rapport intime d'abord avec le bord interne du ganglion, puis avec la branche ophtalmique. Après son passage transdural, il s'appuie contre la base de la paroi externe du sinus caverneux ; il passe en ce point par-dessus le bord supéro-interne du ganglion ; à mesure qu'il s'avance vers la fente sphénoïdale, il fait saillie de plus en plus vers la cavité du sinus; il se rapproche du bord supérieur de la branche ophtalmique, l'atteint et la croise, mais il est alors en pleine cavité sinusienne, en dedans de la branche du trijumeau qui reste dans l'épaisseur de la paroi du sinus. Donc, dans l'exérèse du ganglion de Gasser, le nerf peut être touché d'abord au moment de la libération du bord supéro-interne, puis aussi si l'on cherche à disséquer du tissu du sinus la branche de l'ophtalmique.

Les deux autres nerfs, pathétique et oculo-moteur commun, sont dans la paroi sinusienne, mais ils restent élevés au-dessus du ganglion et de la branche ophtalmique du trijumeau, pour n'entrer dans la fente sphénoïdale que très en avant, au delà du point où doit porter la dissection de cette branche.

Des coupes histologiques frontales du sinus caverneux montrent bien ces rapports réciproques des nerfs moteurs de l'œil et de la branche ophtalmique. Telle celle de Langer reproduite dans le traité de Poirier (*Système nerveux*, p. 967), telle celle de Merckel (*Manuel d'anatomie topographique*, t. I, p. 71).

Vaisseaux de la fosse cérébrale moyenne. — *Méningée moyenne.* — Par le trou sphéno-palatin ou petit rond pénètre l'artère méningée moyenne, branche de la maxillaire interne. Son importance est considérable dans la résection par voie temporale du ganglion de Gasser, d'abord parce que, située dans la zone de trépanation et sur la voie d'accès du ganglion, son hémostase est un des problèmes de l'opération ; puis parce qu'elle est elle-même un point de repère opératoire.

L'étude que j'ai déjà faite sur la fosse cérébrale osseuse des sillons que la méningée moyenne y imprime, a déjà fixé sur plusieurs points, puisque le vaisseau a naturellement la même disposition que ces gouttières. Du trou sphéno-épineux, l'artère se dirige en dehors et en arrière, puis se bifurque en deux branches : l'une antérieure, la plus volumineuse ; l'autre postérieure. Ces branches vont, au delà de la région temporale, sur le pariétal et se subdivisent en rameaux irrégulièrement disposés. La longueur de la fourche méningée entre le trou petit rond et sa bifurcation est, dit Poirier, de 2 à 4 centimètres. Je rappelle que les mensurations des traces artérielles sur l'os m'ont donné des résultats plus variables et que souvent la fourche est plus réduite de longueur et même absente, de sorte qu'une ligature sur le tronc est alors quasi impossible : on est obligé de faire deux ligatures, une pour chaque branche. Je ne rappelle pas la fréquence des tunnels osseux qui remplacent souvent les gouttières ouvertes, et qui sont, pour ainsi dire, constants dans la région où la branche antérieure approche de l'angle antéro-inférieur du pariétal.

Aux limites de son champ de distribution, l'artère méningée s'anastomose richement, avec son homologue d'abord, sur la ligne médiane ; avec les méningées antérieures de l'ophtalmique et postérieures de la vertébrale ; avec la lacrymale de l'ophtalmique, par des rameaux qui pénètrent dans l'orbite à la partie la plus externe de la fente sphénoïdale ; avec les artères temporales profondes, par des rameaux qui traversent la paroi du crâne ; avec la stylo-mastoïdienne, enfin, branche de la faciale, par le rameau que la méningée envoie dans l'aqueduc de Fallope à travers l'hiatus pétreux de même nom.

De cette richesse anastomotique il résulte ce fait opératoire que, lorsque l'on a coupé l'artère méningée moyenne au-dessus d'une ligature simple, on peut voir saigner encore son bout supérieur (Poirier).

Dans la région de la fosse cérébrale, du tronc ou des branches antérieure et postérieure de division, l'artère donne des rameaux à la dure-mère du plancher, aux parois du cavum Meckeli et une artériole au ganglion de Gasser lui-même, qui suit pour l'atteindre le nerf maxillaire inférieur. J'ai vu une fois l'artère méningée donner, dès sa sortie du trou, la branche qui s'enfonçait dans l'hiatus de Fallope ; de cette branche se détachait un rameau rétrograde qui venait à la face postérieure du ganglion vers la racine du maxillaire inférieur.

Petite méningée. — La petite méningée, branche de la maxillaire interne, pénètre dans le crâne par le trou ovale ; elle s'épanouit en rameaux dure-mériens pour la région et en rameaux qui, suivant le nerf maxillaire inférieur, se terminent dans le ganglion de Gasser. J'ai suivi une branche principale qui, du trou ovale, remontait derrière la racine du maxillaire supérieur, envoyait le long du bord supérieur de ce nerf un rameau, passait derrière la branche de l'opthalmique, traversait la paroi du sinus caverneux et s'anastomosait par inosculation avec un des rameaux sinusiens de la carotide interne.

Carotide interne. — La carotide interne pénètre dans le crâne par le canal carotidien. Lorsqu'elle parcourt la portion horizontale du canal, le toit de ce canal est incomplet, et entre le bord du rocher et le bord postérieur de la grande aile du sphénoïde, il y a un vide comblé par une lamelle fibro-cartilagineuse recouverte de la dure-mère. Un instrument piquant qui raserait le bord antérieur osseux du rocher vers son extrémité interne, c'est-à-dire qui raserait le bord inférieur de la loge de Meckel et s'enfoncerait verticalement, pourrait blesser la carotide, qui n'est dissimulée qu'en partie sous le bord du rocher. Mais, à la vérité, dans la résection du ganglion de Gasser, pareil accident n'arrive pas (le cas ne s'est jamais présenté) parce que le vaisseau est très efficacement protégé par les trousseaux fibreux qui comblent l'espace pétro-sphénoïdal. Le sommet du canal carotidien fait déboucher l'artère dans la gouttière caverneuse. Elle la suit en se relevant verticalement ; elle est alors dans le sinus caverneux, elle ne se trouve pas, là non plus, protégée en dehors par l'os, sauf cependant quelquefois par une petite lamelle osseuse inconstante (lingula) que le sphénoïde envoie vers le rocher. C'est alors la dure-mère, qui de champ va du sommet du rocher à la fente sphénoïdale en formant la paroi externe du sinus caverneux, qui, par sa base, ferme en dehors la gouttière caverneuse et sépare à distance la carotide du bord interne du ganglion de Gasser.

Dans les premiers pas de sa traversée intracranienne, la carotide donne quelques petites branches dans la région gasserienne.

Elle donne une branche anastomotique pour la méningée moyenne, quelques rameaux à la dure-mère voisine et de petits rameaux grêles au ganglion de Gasser et aux nerfs qui traversent le sinus (Poirier). J'ai retrouvé quelques-unes de ces branches minuscules dans un cas d'injection favorable : en plein sinus, au-dessus du niveau supérieur du ganglion, la carotide donne naissance à un tronc court qui se bifurque. La branche antérieure de bifurcation donne un rameau horizontal qui vascularise le moteur oculaire externe et s'accole ensuite à l'ophtalmique, et un rameau oblique en haut qui se jette sur l'oculo-moteur commun. La branche postérieure de bifurcation donne une branche extrêmement ténue qui suit un trajet rétrograde le long du pathétique, et une branche inférieure qui s'anastomose avec la petite méningée en passant derrière le ganglion et d'où naît une artère pour le nerf maxillaire supérieur.

Cushing, qui fait l'ablation du ganglion de Gasser sans lier la méningée, attribue à ces artérioles différentes la source de l'hémorragie. Elles sont, à mon sens, beaucoup trop grêles pour gêner par leur hémorragie, et il est très probable que l'écoulement de sang dans les cas de Cushing était de source veineuse.

Sinus et veines de la fosse. — Le sommet de la fosse cérébrale moyenne est un grand carrefour veineux de la circulation cérébrale. Le centre en est le *sinus caverneux*. Sa paroi externe est en rapport, comme je l'ai déjà dit, avec la portion interne et antérieure du ganglion de Gasser. Elle est parcourue par la branche ophtalmique du trijumeau, qui pénètre dans son intimité et que l'oculo-moteur externe affleure, surtout en avant, vers la fente sphénoïdale. La cavité du sinus est traversée par la carotide.

Chez l'enfant le sinus est constitué par un réseau de veines : les plus externes sont grêles entre les nerfs de l'œil; les plus internes, contre l'os, sont volumineuses. Avec l'âge les veines se distendent, se fenestrent et se transforment en un amas de lacunes, en lacs sanguins. Mais toujours le sinus reste caverneux; il n'est pas un vaste canal libre de 2 centimètres de long sur 1 de large, une immense cavité veineuse ; aussi, quand il est blessé, son hémorragie n'est-elle pas aussi redoutable qu'on se l'imagine habituellement. Une pointe de bistouri n'en ouvre qu'une alvéole, comme un diverticule, où le cours du sang est toujours moins actif que dans un canal libre ; cette disposition cloisonnée est aussi très favorable à la compression hémostatique, qui provoque aisément la formation de caillots. Ce centre sinusien du sommet de la fosse moyenne

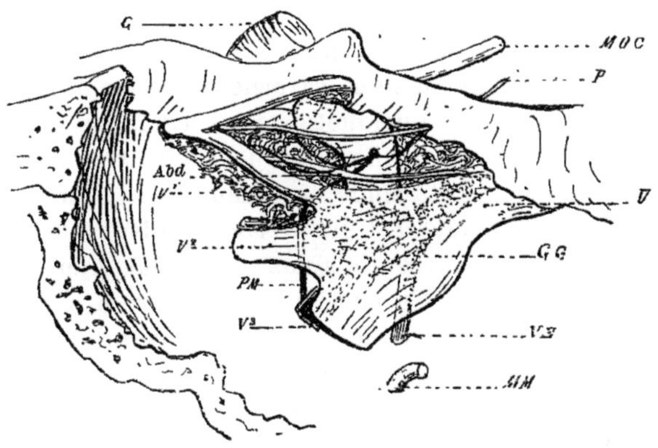

Fig. 2. — Rapports du ganglion de Gasser.

reçoit ou envoie des canaux veineux en rapports intimes avec la région gassérienne. En arrière se fait l'abouchement des *sinus pétreux supérieur* et *inférieur*. Le sinus pétreux supérieur, qui a suivi la gouttière longitudinale de l'arête pétreuse au voisinage du tronc du trijumeau, quand ce nerf franchit la petite dépression au-dessus de la fosse de Meckel, ce sinus abandonne le contact de l'os et, dans un dédoublement de la dure-mère, saute par-dessus le nerf. Mais ce rapport, voisin comme distance, n'est point dangereux, même quand on découvre le trijumeau, parce que ce tronc est en ce point libre dans le canal profond que lui forme la dure-mère : le sinus passe dans le plafond de ce canal. Souvent le sinus se bifurque à son extrémité (Poirier) et embrasse alors dans sa fourche le tronc du trijumeau. Mais dans ce cas encore la branche inférieure de la fourche est sous dure-mérienne, dans l'épaisseur du plancher du canal où le nerf est flottant. Le sinus pétreux postérieur s'abouche dans le sinus caverneux (ou l'occipital); de l'angle postéro-interne du sinus caverneux il descend sur le versant postérieur du rocher ; il appartient à la fosse cérébrale postérieure.

En avant le sinus caverneux reçoit la *veine ophtalmique,* qui entre de l'orbite dans le crâne par la fente sphénoïdale. La veine, volumineuse, peut donc être considérée comme un prolongement antérieur et supérieur du sinus caverneux dans la fente sphénoïdale : elle prolonge en quelque sorte en avant les rapports des nerfs (ophtalmique et moteurs) avec la cavité veineuse. L'angle antérieur et supérieur du sinus caverneux reçoit encore *le sinus sphéno-pariétal de Breschet.* Il lui arrive en suivant la petite aile du sphénoïde qui le couvre. Ce sinus est surtout intéressant pour nous dans son origine. En effet, il semble parfois n'être que la continuation d'une veine méningée antérieure qui, au niveau de l'angle pariétal, abandonne le trajet de l'artère méningée moyenne et, au lieu de descendre vers le plancher de la fosse, pénètre dans un canal osseux et vient émerger de ce tunnel sous le sourcil qui surplombe la paroi antérieure. Ce sinus au point de son angle de réflexion peut être compris dans la zone antérieure de la trépanation temporale.

Parmi les voies d'émergence du sinus caverneux, celles qui se dirigent en bas et traversent le crâne à la base par les trous de la fosse, affectent des rapports très intimes avec le système du trijumeau. Je suis persuadé que ce sont à ces veines qui unissent le sinus caverneux aux plexus ptérygoïdiens que l'on est redevable de la plus grande partie de l'hémorragie dans la gasserectomie. La plus importante est la *veine du trou ovale.* Elle va de la base du sinus au bord postéro-interne du trou ovale. Elle est en quelque sorte comme le prolongement inférieur du sinus vers le trou ovale. Elle forme, derrière le ganglion de Gasser, avec la partie déclive du sinus une nappe veineuse que croisent le bord interne du ganglion et la racine du nerf maxillaire supérieur. C'est elle que l'on ouvre quand on sectionne la branche du maxillaire inférieur ou que l'on dégage la racine du maxillaire supérieur. Quand cette veine est unique, elle est volumineuse, de 3 millimètres de diamètre environ, et elle reste béante à la coupe. Mais souvent elle est double, parfois absente. Knott sur 44 sujets a observé les dispositions suivantes de cette veine émissaire : 5 fois elle était absente d'un seul côté, 11 fois elle était unique à droite et à gauche, 18 fois il en existait deux de chaque côté. Enfin, 10 fois il en a trouvé 1 d'un côté, 2 de l'autre. J'ai toujours vu le groupe veineux situé en arrière et en dedans du nerf. Le trou grand rond livre aussi passage à une veine qui accompagne le nerf maxillaire supérieur, *veine du trou grand rond* de Labbé, signalée par Nuhn. Knott la dit exister exceptionnellement. Je l'ai rencontrée aussi très rarement; elle va au plexus alvéolaire.

Par le trou de Vésale (qui n'existe que dans un tiers des cas) le sinus caverneux envoie aussi une émissaire qui, née de sa partie inférieure, vient aboutir au plexus ptérygoïdien. C'est l'*émissaire sphénoïdale* de Merckel, la veine sus-ptérygoïdienne de Trolard. Lorsque cette veine est absente, elle est remplacée par de petites veinules.

Enfin le trou déchiré antérieur laisse passer à travers le tissu fibreux qui le comble une série de petites veines, très variables de calibre et de nombre, qui émanent de la partie postérieure et inférieure du sinus.

Toutes ces veines émissaires constituent donc au-dessous du ganglion de Gasser, en rapport avec la moitié inférieure de sa face postérieure et avec son bord interne, une zone de vaisseaux par où le sinus caverneux se décharge très activement vers les sinus ptérygoïdiens; je crois que plusieurs chirurgiens, qui disent avoir ouvert le sinus, n'avaient à la vérité ouvert dessous le ganglion que ces veines émissaires. Elles saignent par les deux bouts de leur section.

Mais, outre ces importantes formations veineuses, qui font du sommet de la fosse cérébrale moyenne, en dedans et au-dessous du ganglion, une région particulièrement vasculaire, il faut signaler, en dehors et au-dessus du ganglion même, des vaisseaux qui peuvent fortement gêner si on les ouvre.

En premier lieu les *veines méningées*. En règle générale chaque branche artérielle de la méningée moyenne est accompagnée de deux veines qui la flanquent et creusent, parallèles au sillon osseux de l'artère, des gouttières à peine marquées dans l'os.

Elles sortent du crâne au trou sphéno-épineux par un tronc commun qui les mène dans le plexus ptérygoïdien. Elles sont plus volumineuses que l'artère, si bien que la méningée postérieure mesure jusqu'à 7 millimètres de diamètre ; encore sont-elles capables de se dilater en véritables petits lacs sanguins.

Les anomalies de trajet de ces veines sont des plus fréquentes. J'ai déjà rappelé une des plus communes, qui consiste en ce que une des veines antérieures se jette sous la petite aile du sphénoïde, dans le sinus de Breschet ; parfois même elle va directement au sinus caverneux. Mais ce que l'on observe aussi souvent et que j'ai pu plusieurs fois constater, c'est que les veines méningées antérieures et postérieures restent bien isolées, et en ces cas on peut voir la ou les branches antérieures passer par le trou ovale, alors que les postérieures émergent par le trou sphéno-épineux. J'ai vu aussi une branche méningée se jeter dans la veine émissaire du sinus caverneux avant sa disparition dans le trou ovale.

Lorsque le *sinus pétro-squameux* de Luschka existe (sur 44 cas, 7 fois des 2 côtés, 19 fois unilatéral) (Knott), il occupe la région externe de la fosse cérébrale ; en effet, naissant à l'angle du sinus latéral, il enjambe le bord supérieur du rocher, ou même le perfore tout contre l'écaille ; il suit alors la suture pétro-squameuse et, lorsqu'il ne trouve pas le pertuis temporal, il continue sa marche et vient au trou sphéno-épineux où il se jette dans la méningée. Sur la face antérieure du rocher existent des formations veineuses constantes qui peuvent être la source d'hémorragie. Du trou de Fallope émergent des veinules (veines stylo-mastoïdiennes) qui se jettent dans la méningée postérieure (Blandin). Je les ai vues se jeter dans une veine qui venait du bord supéro-externe du rocher, contournait la base inférieure de la saillie semi-circulaire, passait au-dessous des hiatus de Fallope dont elle recevait les veines, envoyait une branche inférieure qui passait avec les veines méningées moyennes dans le trou sphéno-épineux, puis par derrière la troisième racine du ganglion de Gasser venait se jeter dans la grosse veine émissaire du trou ovale, à sa sortie du sinus caverneux.

La fosse cérébrale moyenne est encore traversée d'arrière en avant par une veine volumineuse d'origine cérébrale : la grande anastomotique de Trolard. Elle n'est autre que la sylvienne qui, arrivée au niveau de la petite aile du sphénoïde, se réfléchit en arrière et, sinusienne, entre deux feuillets dure-mériens, traverse toute la fosse sphéno-temporale pour se jeter enfin dans le sinus pétreux supérieur. Mais souvent cette dernière partie recourbée de la veine n'existe pas ; c'est précisément cette portion de canal que l'on peut rencontrer en dehors de la région gassérienne coupant perpendiculairement le grand axe de la fosse.

Quand elle fait défaut, la grande anastomotique s'est arrêtée au sinus de Breschet (je crois que c'est cette veine sinus qui est représentée sans légende dans la figure 21 de l'*Anatomie médico-chirurgicale de Poirier*). Lexer a ouvert une fois (*Arch. für klin. Chir.*, 1902, t. LXV, fasc. 4, cas 5, p. 864) une veine sus-jacente au ganglion, très volumineuse, et qui a tant saigné qu'il croyait avoir ouvert le sinus. Froshe retrouva la semblable à l'examen nécropsique de l'opérée de Lexer (cas 12). Elle était double ; née de la fosse de Sylvius, elle se jetait, après la traversée oblique en arrière et en dedans de la fosse cérébrale moyenne, dans le sinus pétreux supérieur. Cette veine est représentée dans l'*Atlas d'anatomie topographique* de Bardeleben, Haeckel et Frohse (2 Aufl., Iéna 1900, fig. 15). Frohse croit qu'il existe un balancement entre son développement et celui du sinus.

Sur un cadavre j'ai rencontré du côté gauche *une veine innominée* sinusienne de 2 millimètres de diamètre, d'origine cérébrale. Elle croisait le bord des apophyses d'Ingrassias, à 12 millimètres en dehors de la clinoïde antérieure, devenait sinusienne ; comprise dans l'épaisseur de la dure-mère, elle descendait dans la fosse cérébrale obliquement en dehors, s'appliquant au devant du ganglion qu'elle croisait près de son bord inférieur pour venir se jeter, au niveau du trou ovale, dans la grosse veine émissaire du sinus caverneux.

Mais, fait important au point de vue chirurgical, ces veines incluses dans la dure-mère se laissent décoller avec la membrane. On ne fait que les apercevoir par transparence dans l'épaisseur de la dure-mère.

De toute cette étude anatomique l'on retiendra surtout, au point de vue des rapports du ganglion de Gasser, que cet organe, des dimensions et de la forme d'un petit haricot aplati suivant ses faces, est contenu dans une loge dure-mérienne dont le toit adhère au tissu nerveux alors que le plancher en est séparé par un plan de clivage des plus manifestes.

Cette loge fibreuse est profondément située vers le sommet de la fosse moyenne du cerveau, à 3 ou 4 centimètres au delà de l'écaille temporale. Elle laisse pénétrer jusqu'au ganglion la branche du trijumeau libre dans un canal dure-mérien ; elle laisse échapper du ganglion trois branches de division. Deux d'entre elles, les nerfs maxillaires inférieur et supérieur, sont libres dans un court trajet sous-dure-mérien ; la troisième, ophtalmique, est incluse dans la paroi externe du sinus caverneux. Le bord externe et la face supérieure du ganglion et les deux nerfs maxillaires n'offrent pas de rapports vasculaires dangereux ; la face inférieure du ganglion dans sa zone haute est en partie sus-jacente à une fossette osseuse vasculaire également, mais dans sa zone basse et tout le long de son bord interne elle est en rapport avec une riche nappe veineuse (base du sinus ou ses émissaires). Cette nappe veineuse se prolonge au-dessous du nerf maxillaire inférieur, quelquefois le long du nerf maxillaire supérieur, et elle n'est sûrement pas isolable de la branche la plus élevée, l'ophtalmique.

Donc, si l'on veut pratiquer une ablation du ganglion de Gasser qui sera aussi longtemps étanche dé sang que possible, il faudra :

1° Découvrir la face supérieure des nerfs maxillaires et du ganglion, le bord supérieur du ganglion ;

2° Libérer le ganglion de sa racine supérieure (le trijumeau) :

3° Le décoller de la fosse pétreuse en le renversant sur son bord inférieur et interne ;

4° Le détacher alors seulement au niveau des points qui peuvent saigner (pédicule des maxillaire inférieur et maxillaire supérieur, bord interne du ganglion). A partir de ce moment, la moindre quantité de sang est une gêne à une dissection dans la profondeur, mais elle n'empêche pas le dernier temps opératoire ;

5° Arracher le ganglion qui ne tient plus que par sa racine ophtalmique.

CHAPITRE III

VOIES D'ACCÈS DU GANGLION DE GASSER

Le ganglion de Gasser a été découvert soit par la voie dite ptérygoïdienne, en trépanant la base du crâne au niveau du plancher de la fosse cérébrale moyenne ; soit par la voie temporale, en ouvrant la fosse au niveau de sa paroi externe et en cheminant au-dessous du cerveau ; soit par une voie mixte, temporo-sous-temporale, qui consiste à suivre le plancher lui-même réséqué morceau par morceau, mais qui se donne du jour en haut par une trépanation de l'écaille temporale, en bas par le dégagement de la fosse zygomatique.

§ 1. — Voie d'accès ptérygoïdienne.

C'est la première en date. Lorsque l'on considère les rapports généraux de la région ptérygoïdienne, on voit qu'elle répond en dedans à la paroi pharyngée insérée à la base du crâne (apophyse basilaire, rocher, ptérygoïde), en arrière au paquet vasculo-nerveux du cou (jugulaire interne, carotide, nerfs IX, X, XI, XII), en avant au maxillaire supérieur, en dehors au maxillaire inférieur surmonté de l'arc zygomatique. Elle ne saurait donc être abordée que d'avant en arrière ou de dehors en dedans.

Procédé primitif de Rose. — Rose a suivi pour atteindre la région ptérygoïdienne la voie antérieure. Il a pratiqué une résection du maxillaire supérieur, qui lui a donné accès dans la fosse ptérygomaxillaire, lui a permis de découvrir, après la fracture à la base

de la ptérygoïde, le trou ovale et, sur le plancher de la fosse cérébrale moyenne ainsi répéré, d'appliquer de bas en haut une couronne de trépan qui avait pour centre le trou ovale. La brèche
pratiquée, le ganglion était à portée des instruments.

Procédé de Novaro. — Novaro va vers la région ptérygoïdienne
de dehors en dedans : il fait sauter la branche verticale du maxillaire inférieur et attaque la base du crâne entre les trous ovale et
grand rond en enlevant au ciseau la portion horizontale de la
grande aile du sphénoïde.

Procédé de Rose (2ᵉ manière). — 1ᵉʳ Temps. — Les téguments sont
incisés suivant une courbe en U ouverte en avant, dont la branche
horizontale supérieure suit le bord supérieur du zygoma, la branche verticale, le bord vertical postérieur du maxillaire inférieur,
la branche horizontale inférieure, le bord horizontal du maxillaire
de l'angle à l'artère faciale. Le lambeau est disséqué et rejeté en
avant.

2ᵉ Temps. — *Résection de l'apophyse zygomatique à la scie.* — Cette
résection sera temporaire, et comme l'arc devra être suturé, il est
utile de lui préparer, avant sa section, les trous où passeront les
fils de suture. Le zygoma, avec le masséter, est rabattu en bas et
en arrière après libération des insertions massétérines sur l'os
malaire. Résection de l'apophyse coronoïde. Le temporal ainsi dé-
sinséré est relevé.

3ᵉ Temps. — L'opérateur a devant lui une fosse occupée par le
ptérygoïdien externe qui, en dehors et en arrière, va s'insérer au
condyle du maxillaire, et par le ptérydoïdien interne qui, descendant, va s'attacher en bas à l'angle maxillaire. Recherche de l'artère maxillaire interne qui est liée ; recherche des nerfs dentaire
et maxillaire inférieur (s'ils n'ont pas été déjà réséqués) pour servir de guide vers le trou ovale. Désinsertion du muscle ptérygoïdien externe de la grande aile du sphénoïde et de l'apophyse
ptérygoïde. Recherche du trou ovale en se guidant sur la racine de
l'apophyse ptérygoïdienne (c'est là un temps difficile), si le nerf
maxillaire inférieur ne peut servir de fil conducteur.

4ᵉ Temps. — Trépanation de la base du crâne à la tréphine ayant
pour centre le trou ovale, ou mieux un peu en dehors de ce
trou.

5e TEMPS. — Refoulement de la dure-mère, ligature de la troisième branche qui mène au ganglion. La partie postérieure du ganglion est facilement enlevée ; la partie antérieure adhère fortement à la dure-mère. Aussi faut-il sectionner avec un crochet coupant le tronc nerveux du trijumeau au delà du ganglion, et l'amener au dehors. La deuxième branche est sectionnée à son tour en avant du ganglion.

Le tissu nerveux du Gasser, remarquablement mou, est enlevé avec les pinces ou à la curette.

6e TEMPS. — Réparation de la plaie. Suture du zygoma ; suture des téguments.

Procédé d'Andrews. — Il est identique dans ses grandes lignes. Réclinaison du temporal et du masséter. Section du ptérygoïdien externe au condyle, puis dissection du chef sphénoïdal de ce même muscle. Tréphine un peu en dehors du trou ovale. Le pont osseux entre la couronne de tréphine et le trou est détruit à la pince-gouge. Le nerf maxillaire sert de guide. La dure-mère est décollée. Le nerf tendu, on entre par-dessous lui dans le cavum. Les branches II et I, si possible, sont coupées. La dure-mère soulevée vers le haut, la troisième branche tirée en bas, la face supérieure du ganglion est disséquée de la dure-mère. Dissection toujours pénible. Au besoin on réséquerait une rondelle de dure-mère avec le ganglion lui-même.

2. — Voie d'accès temporo-sphénoïdale ou temporo-sous-temporale.

Ces procédés mixtes intermédiaires à la trépanation basale et à la trépanation temporale ont particulièrement tenté les chirurgiens français.

Doyen proposa la voie temporo-sphénoïdale en 1893. Quénu et Sebileau la précisèrent en 1894. Enfin Poirier, en 1896, décrivit temps par temps la technique de l'opération d'après ses études sur le cadavre et une intervention faite sur le vivant.

Procédé de Doyen. — 1° Incision verticale de 5 à 6 centimètres au milieu de l'espace qui sépare le conduit auditif du rebord externe dè l'orbite. L'incision ne doit dépasser en bas que de 15 millimè_ tres l'arcade zygomatique, et l'on doit ménager les rameaux du facial supérieur ;

2° Résection de l'arcade zygomatique jusqu'au voisinage du condyle, section de l'apophyse coronoïde et dénudation de la fosse temporale ;

3° Recherche du nerf dentaire inférieur, qui est sectionné 2 ou 3 centimètres plus bas, ainsi que le lingual, et qui est maintenu dans les mors d'une pince à griffes à crémaillère ; ligature de l'artère maxillaire au voisinage de sa terminaison.

Dès que l'isolement du tronc du nerf maxillaire inférieur à sa sortie du trou ovale est assuré, le crâne est ouvert au niveau de la suture sphéno-temporale. Résection progressive à la gouge de la grande aile du sphénoïde et de l'écaille du temporal, mise à nu à la suite de la résection préalable de l'arcade zygomatique.

Dès que la ligne antéro-postérieure qui sépare la portion verticale de la grande aile du sphénoïde de sa base a été atteinte, la base est attaquée, y compris la région attenante du temporal ; résection progressive jusqu'au trou ovale dont la demi-circonférence externe est enlevée d'un dernier coup de pince. Le tronc du maxillaire inférieur est soulevé au moyen de pinces à griffes fixées sur le dentaire inférieur et lingual, la loge dure-mérienne du ganglion est alors ouverte en dehors. Grâce aux tractions sur le nerf III, il est facile d'isoler avec une petite rugine les faces antérieure et postérieure du ganglion, puis le nerf maxillaire supérieur jusqu'au trou grand rond et l'ophtalmique jusqu'à la fente sphénoïdale.

Quand le nerf maxillaire supérieur a été antérieurement sectionné de l'orbite, il suffit d'attirer le bout périphérique à l'orifice interne pour l'extraire en totalité.

Le nerf ophtalmique est sectionné en son entier dans la fente sphénoïdale. On libère alors complètement à l'aide d'une petite rugine la périphérie du ganglion mobilisé par des tractions sur ses branches émergentes, et il devient possible de mettre en évidence le bord supérieur du rocher et le canal dure-mérien qui sert de gaine au tronc même du V au-dessous du sinus pétreux supérieur. Le tronc même du nerf est isolé à son tour, puis sectionné en avant du ganglion, à la face postérieure du rocher, au-dessous du sinus veineux.

La carotide est aperçue au fond de la plaie, protégée par une mince lamelle fibreuse. Quant au sinus caverneux, il est aisé de ne pas le léser pour peu que l'opérateur possède une adresse manuelle suffisante.

Méthode Quenu-Sébileau. — Dans un premier temps, l'on dénude la fosse temporale jusqu'à la crête qui la sépare de la fosse zygomatique ; pour cela, une incision courbe à convexité supérieure, profonde jusqu'à l'os, part derrière l'apophyse orbitaire externe et aboutit au-devant du conduit auditif. L'hémostase faite, l'arcade zygomatique est sciée ou coupée au ciseau à ses deux extrémités, et le lambeau qui comprend la temporale est rapidement détaché à coups de rugine et rejeté le plus bas possible.

Dans un deuxième temps, l'on ouvre le crâne à l'aide d'une couronne de trépan placée au-dessus de la crête sus-indiquée, puis on agrandit l'orifice vers le bas en se servant de la pince-gouge de Lannelongue.

Pour cela, on décolle au fur et à mesure la dure-mère avec le doigt, tandis que, parallèlement, du côté externe, on dénude la voûte de la fosse zygomatique avec la rugine. Point n'est besoin d'assécher la plaie pour y voir, le doigt est ici un meilleur guide que l'œil.

Lorsque la pince-gouge s'est avancée environ de 1 centimètre au delà de la crête, au lieu de rechercher les troncs nerveux on recherche le trou ovale. Dans ce but, on utilise un petit crochet qui n'est qu'une aiguille de Cooper raccourcie. L'index gauche, étant enfoncé transversalement, s'engage dans une petite vallée limitée en avant par le bord tranchant de l'apophyse ptérygoïde, en arrière par l'épine aiguë du sphénoïde. Le trou ovale se trouve juste sur cette ligne ainsi que le trou petit rond.

L'aiguille introduite s'engage d'elle-même dans le trou ovale. On s'est assuré que l'existence d'une lamelle osseuse réunissant parfois ces deux points de repère n'apporte pas, en général, un obstacle absolu à l'utilisation du crochet.

D'autre part, les dimensions de son extrémité mousse l'empêchent de s'égarer dans le trou sphéno épineux. Le guide mis en place, la pince-gouge se dirige à coup sûr vers le trou ovale, et bientôt la disparition de la dernière lamelle libère le crochet et met à nu le tronc nerveux.

Dans un troisième temps, un large écarteur refoulant les muscles ptérygoïdien externe et temporal, on charge le nerf et on le résèque. On pourrait, au besoin, poursuivre jusqu'au ganglion de Gasser, ou tout au moins jusqu'à l'émergence de ses trois troncs. Il plaît généralement au chirurgien de voir et de tenir en main le nerf qu'il résèque. En cas de difficultés imprévues, tenant à une hémorragie diffuse ou à tout autre cause, on peut être sûr d'avoir détruit le nerf en totalité du moment qu'une petite curette gratte partout le contour osseux du trou ovale et donne bien la certitude qu'il est vidé de son contenu.

Tous ces temps s'exécutent sans perte de sang. Chez un opéré de Quenu, l'hémostase la plus longue a été celle du muscle temporal. La plaie zygomatique n'a donné que du sang veineux dont la compression a eu facilement raison. La méningée moyenne a été entièrement respectée. L'opération a duré 1 heure un quart, mais elle pourrait être considérablement abrégée.

Procédé de Poirier. — PREMIER TEMPS. — *Incision cutanée et dissection du lambeau.* — L'incision commence sur la tubérosité malaire et monte, verticale, sur la face génienne (externe) de l'os malaire jusqu'à la jonction des apophyses orbitaires du malaire et du frontal ; là, elle se recourbe pour traverser horizontale la région temporale et redescendre, verticale, dans le sillon préauriculaire jusqu'au tragus. C'est un Ω dont la branche postérieure descend un peu moins bas que l'antérieure. C'est, à peu de chose près, l'incision que Salzes conseille pour aller réséquer le maxillaire inférieur dans le trou ovale ; elle en diffère toutefois en ceci que Salzes et ceux qui l'ont imité divisent, suivant cette même ligne, la peau, l'aponévrose et le muscle temporal. Incisez franchement jusqu'à l'os sur le malaire, plus légèrement dans la région temporale et surtout en descendant le sillon préauriculaire, afin de ménager aussi longtemps que possible les vaisseaux temporaux superficiels qui seront coupés, pincés et liés dans l'angle auriculaire du lambeau. La dissection du lambeau entame les insertions malaires du grand zygomatique, met à nu l'aponévrose temporale, l'apophyse zygomatique et, à 1 centimètre au-dessous de celles-ci, les

lobules supérieurs de la glande parotide, qu'il importe de ménager.

Ne vous inquiétez point, au cours de cette dissection, de la
petite hémorragie résultant de la section des artères et veines
temporales. C'est, je le répète, au niveau de l'angle auriculaire du
lambeau que vous pincerez et lierez les vaisseaux.

2e Temps. — *Résection de l'apophyse zygomatique et de la moitié
postérieure du losange malaire.* — Le lambeau ayant été disséqué
et rabattu vers l'angle de la mâchoire, incisez, comme Krönlein
et Rose, l'aponévrose temporale le long de l'apophyse orbitaire et
du zygoma ; seulement incisez à quelques millimètres, 2 ou 3,
du rebord osseux, afin de pouvoir recoudre à la fin de votre opération. Achevez bien cette incision en arrière. Là, il vous arrivera
de couper la temporale moyenne, que vous lierez si elle saigne ;
plus tard, votre muscle temporal saignera moins.

Section du malaire. — Cet os doit être scié suivant son grand
axe vertical. A cet effet, engagez de haut en bas la forte sonde
cannelée de Nélaton sous l'apophyse orbitaire externe et, grattant
avec le bec la face postérieure du malaire, faites émerger ce bec
au niveau du tubercule malaire ; un coup de pointe à ce niveau
dans l'épaisse insertion tendineuse du masséter facilitera la sortie
de la sonde. Sur cette sonde laissée en place, avec la petite scie à
main, maintenue perpendiculairement à l'os qu'elle va couper en
quelques secondes, sciez l'os malaire : la manœuvre est des plus
faciles, puisque la sonde protège les parties sous-jacentes et la
peau de la joue. La section du malaire est affaire de quelques secondes, si vous vous servez de la petite scie à main qui se trouve
dans toutes les boîtes à opérations ; point n'est besoin de recourir
aux scies circulaires ; évitez surtout la scie à chaîne, instrument
dangereux et d'utilité contestable.

Section de l'apophyse zygomatique. — Cette apophyse doit être
coupée au niveau du point de jonction de ses deux racines, sur le
tubercule zygomatique. Ne perdez point de vue que le trou ovale,
vers lequel vous allez, est au bout de la racine transversale, à
35 millimètres environ du tubercule zygomatique.

A la section transversale, conseillée par tous, je préfère un trait
oblique coupant l'os immédiatement en arrière du tubercule

zygomatique, juste en avant du condyle, qui est plus facile à sentir que le tubercule. Pour cette section, l'instrument de choix est la pince coupante, agissant au lieu dit, presque parallèlement au grand axe de l'apophyse zygomatique. Par ce trait, outre que vous vous donnez une plus large entrée dans la profondeur, vous obtenez une surface de section double de celle obtenue par un trait transversal, ce qui n'est point à négliger pour la consolidation à venir.

Soyez prévenu que, si vous enfoncez trop votre pince, vous ouvrirez peut-être le compartiment supérieur (menisco-temporal) de l'articulation.

L'accident n'est pas d'importance ; cependant mieux vaut l'éviter. Un coup du bec de la pince réséquera au besoin une petite pointe osseuse ayant échappé à la pince.

L'étendue de la brèche osseuse ainsi obtenue est de 4 centimètres.

Les os étant coupés, il faut rabattre l'arc zygomatique et le masséter. Pour cela, renversez en bas et en dehors l'arc osseux, séparez doucement avec le bec de la sonde cannelée le temporal et le masséter bien souvent continus ; au cours de cette séparation vous rencontrerez toujours une artériole et d'assez grosses veines ; pincez-les, c'est autant de fait. Poursuivez ce rabattement assez bas pour que le bec de votre sonde puisse bien délimiter la coronoïde, engainée par le tendon du temporal ; traînez le bec de la sonde sur les bords antérieur et postérieur du temporal ; le long du bord postérieur vous rencontrerez les vaisseaux et nerfs massétérins ; en avant, dégagez le bord antérieur de la graisse fluide qui l'entoure ; c'est en bas, vers la joue, qu'il faut rejeter cette graisse, continuation de la boule graisseuse. D'aucuns enlèvent cette graisse et je l'ai fait une fois ; mais à quoi bon ? Repoussée en bas, elle ne vous gênera pas, et, plus tard, elle servira à combler la vaste excavation que vous allez creuser.

3e Temps. — *Section du sommet de la coronoïde et relèvement du temporal ; dénudation de la partie inférieure de la fosse temporale.* — Les bords du muscle temporal étant dégagés et l'apophyse coronoïde reconnue, sectionnez à la pince coupante le sommet de cette apophyse. Comme le tendon temporal engaine l'apophyse et descend très bas sur la face interne il faut achever au bistouri la section du tendon et des fibres inférieures du temporal. Lorsque le bout inférieur de ce muscle sera bien dégagé, commencez à relever le muscle vers la fosse temporale. Parfois, on éprouve quelque peine à le séparer du ptérygoïdien externe, avec lequel il se continue ; le plus souvent, l'interstice des deux muscles est traversé par une artériole et des veinules et aussi, souvent, par l'artère maxillaire interne elle-même. Dans tous les cas, liez avec soin l'artère et les veinules qui passent dans l'interstice ptérygo-maxillaire. Tant mieux si c'est le tronc même de la maxillaire, le reste de l'opération sera plus facile, la plaie restant presque exsangue.

Ceci fait, relevez le muscle temporal, dénudant avec la rugine la fosse temporale, depuis la crête temporale du sphénoïde jusqu'à deux bons travers de doigts au-dessus. Cette crête est formée d'une série de tubercules plus ou moins saillants, dont l'antérieur, le plus gros, est le tubercule du sphénoïde.

4e Temps. — *Dénudation du plan sphéno-temporal. Reconnaissance du trou ovale et de l'émergence du nerf maxillaire inférieur.* — Ce temps est des plus faciles et ne demande que quelques secondes. Rappelez-vous d'abord que le plan sphéno-temporal est à peu près horizontal et que le trou ovale est de 20 à 23 millimètres de profondeur sur le prolongement de la racine transverse (condyle temporal) de l'apophyse zygomatique. Avec la même rugine courbe qui a servi à dénuder la fosse temporale, dénudez le plan sphéno-temporal, en partant de la crête sphénoïdale. Cheminez entre le périoste et l'os, dans une direction transversale, immédiatement en avant du condyle temporal. Le dos de l'instrument repousse et protège le ptérygoïdien et les vaisseaux ; à 20 millimètres de profondeur, après avoir bien épongé avec une compresse maintenue en place quelques instants, vous reconnaîtrez et verrez le bord postérieur de l'aile externe de la ptérygoïde et, immédiatement en arrière de lui, le trou ovale d'où émerge un gros trousseau rougeâtre, le nerf maxillaire inférieur.

Avec le bout mousse de votre sonde cannelée, isolez quelque peu ce paquet nervo-vasculaire.

a) J'ai dit : Vous verrez et reconnaîtrez, etc... parce que l'on peut et l'on doit voir : 1° le bord postérieur de l'aile externe de la ptérygoïde ; 2° le nerf émergeant du trou ovale. N'essayez pas d'aller reconnaître ces parties avec le doigt ; une pulpe d'index, comprimée entre le plan sphéno-temporal et le périoste qui bride et protège les parties molles, arriverait difficilement jusqu'au fond de la région ; si elle parvient à toucher ces parties du bout de l'ongle, elle sentira mal et rapportera de faux renseignements. J'ai fait voir nettement ces parties sur le vivant ; je les vois et fais voir dans mes répétitions sur le cadavre ; ce m'est une occasion de redire : là comme ailleurs, l'œil seul est le bon guide ; méfiez-vous des sensations perçues par une pulpe fatiguée.

b) Le nerf maxillaire inférieur à son émergence n'apparaît pas sous la forme de ce gros cordon blanc que représentent nos figures d'anatomie, toujours trop claires ; entouré de veinules et de tissu celluleux, c'est un cône rougeâtre dont le sommet s'enfonce dans le trou ovale.

c) Que votre rugine agisse bien dans le plan frontal, toujours parallèle et tangente au condyle temporal ; il est arrivé à de bons opérateurs de s'égarer en avant vers la fente ptérygo-maxillaire.

d) Immédiatement en arrière et un peu en dehors du trou ovale, c'est-à-dire plus près de l'opérateur, est le trou petit rond, par lequel pénètre la méningée moyenne ; vous ne le reconnaîtrez point le plus souvent, car il est protégé par la saillie du condyle temporal. C'est dans le temps suivant que vous arriverez à lui, par la fosse moyenne, et que vous lierez la méningée moyenne, si vous en reconnaissez la nécessité.

5ᵉ Temps. — *Résection de la partie basse de la fosse temporale et du plan sphéno-temporal. Soulèvement progressif du lobe temporosphénoïdal. Reconnaissance de la partie intracranienne du maxillaire inférieur.* — La plupart des auteurs qui ont pris la voie temporo-sous-temporale pour aller à la recherche du maxillaire inférieur ou du ganglion de Gasser, conseillent à ce moment de l'opération de commencer la brèche osseuse par l'application d'une couronne de trépan soit dans la fosse temporale, soit sur le plan sphéno-temporal. Il est beaucoup plus simple, plus facile, moins long d'ailleurs et moins dangereux, d'ouvrir au ciseau la fosse temporale, mince, d'épaisseur inégale, précisément au point où elle est doublée de la méningée moyenne, parfois contenue dans un canal osseux complet.

Donc, avec un ciseau bien coupant, à tige grosse et carrée pour qu'il puisse être bien tenu, à tête large pour protéger la main, agissant presque parallèlement à la surface osseuse, circonscrivez un lambeau d'environ 2 centimètres carrés. De petits coups de maillet font pénétrer le ciseau dans la table externe de l'os ; dès que le ciseau a pénétré quelque peu, imprimez lui un mouvement de bascule pour soulever et détacher un copeau osseux ; c'est la manœuvre du charpentier équarissant un tronc d'arbre. Répétez la même manœuvre tout à côté, et à la troisième ou la quatrième application du ciseau vous détacherez un fragment comprenant toute l'épaisseur de la paroi très mince à ce niveau. La dure-mère étant à nu dans une étendue variable suivant la dimension de l'éclat osseux, décollez-la avec l'instrument approprié, et, remplaçant le ciseau par la pince-gouge, agrandissez et régularisez l'orifice de la fosse temporale, après quoi vous attaquerez le plan sous-temporal par morsures successives de la pince-gouge jusqu'au trou ovale, que vous ouvrez par un dernier coup de pince.

Il va sans dire que la dure-mère a été décollée au fur et à mesure ; d'ailleurs la branche intracranienne convexe de la pince suffit d'ordinaire à ce décollement.

Sur la dure-mère, on voit la méningée moyenne qui s'enfonce vers le trou petit rond. Quelques opérateurs ont lié cette artère. Dans mes répétitions sur le cadavre, il m'a paru que cette ligature n'était pas indispensable.

Remarque. — Point n'est besoin de trépaner largement la fosse temporale ; un orifice ovalaire de 3 centimètres de largeur sur 2 cm. 5 de hauteur est suffisant pour les manœuvres ultérieures sur le ganglion. La brèche du plan sphéno-temporal qui continue cet orifice doit garder une largeur de 2 centimètres environ.

6° Temps. — *Reconnaissance des branches III et II. Dégagement de la face cérébrale du ganglion de Gasser ; section des branches III et II aux trous ovale et rond ; soulèvement et dégagement de la face cranienne du ganglion ; pincement, avant son épanouissement, du trijumeau ; arrachement protubérantiel de ce nerf ; extraction du ganglion d'arrière en avant.* — Le nerf maxillaire inférieur

ayant été reconnu et le trou ovale échancré, on voit le gros nerf,
dont l'enveloppe celluleuse se continue avec la dure-mère, qui
recouvre le lobe temporo-sphénoïdal.

Cette continuité n'est qu'apparente ; soulevez légèrement avec
l'écarteur malléable, auquel vous aurez donné une courbure
appropriée à la forme du lobe cérébral, soulevez le lobe temporo-
sphénoïdal ; en agissant avec la pointe mousse de la sonde cannelée de Nélaton, au fond du sillon formé par la réunion du maxillaire inférieur et de la dure-mère, vous détacherez facilement
la dure-mère. Votre écarteur, manié par votre main gauche,
s'avançant et relevant la dure-mère au fur et à mesure que votre
sonde cannelée la sépare du ganglion, vous aurez mis à nu, en
quelques secondes, la face cérébrale de celui-ci ; vous reconnaîtrez
alors très facilement le nerf maxillaire supérieur et parfois la
branche ophtalmique confondue avec la paroi externe du sinus
caverneux. Il faut maintenant dégager de même la face cranienne
du ganglion.

Avec le nevrotcme courbe à pointe mousse, chargez et coupez
dans le trou ovale, devenu large échancrure, le nerf maxillaire inférieur ; ayez soin de charger ce nerf d'arrière en avant en enga-
geant la pointe mousse d'un nevrotome courbe à concavité tran-
chante entre la méningée moyenne et le maxillaire inférieur, de
façon à ménager l'artère. Chargez et coupez, mais cette fois dans
l'intérieur du crâne, le nerf maxillaire supérieur.

Maintenant, prenez avec une pince à disséquer le bout central
du maxillaire inférieur, soulevez par ce nerf le ganglion, et dégagez la face pétreuse de celui-ci avec la pointe mousse de votre
sonde cannelée jusqu'au delà du ganglion, à l'entrée du nerf dans
le cavum Meckeli. Là, comme pour la face cérébrale, évitez de
pousser le dégagement trop en dedans vers le sinus caverneux.
Ayez la main légère, car le ganglion repose sur la carotide interne,
séparé d'elle par une mince couche fibreuse.

Le ganglion étant ainsi dégagé et visible par ses deux faces, il
reste à pincer le nerf à son entrée dans le ganglion ; avec une
pince hémostatique ordinaire, prenez le nerf au niveau de son
entrée dans le ganglion. Ne tirez pas d'abord, mais tordez sur
place, de façon à arracher le nerf à son origine protubérantielle.

Lorsque le tronc du V aura été arraché, continuez le mouvement de torsion imprimé à la pince hémostatique pour achever, par arrachement encore, et d'arrière en avant, l'enlèvement de la branche I. Soyez prévenus que la branche I n'est d'ordinaire pas dissécable sur la paroi externe du sinus caverneux.

Lorsqu'on veut enlever en totalité cette branche, on ouvre infailliblement le sinus. Sans attacher à cet incident plus d'importance qu'il ne faut, car le sinus caverneux très cloisonneux n'est pas un gros sinus et ne doit pas saigner très abondamment, je conseille de ne point rechercher l'arrachement de la branche I; d'ordinaire elle se sépare au niveau du sac fibreux du ganglion. C'est le nécessaire, et je ne vois pas la nécessité de faire plus, ainsi que de léser le sinus et les nerfs inclus dans sa paroi externe.

CRITIQUES DES MÉTHODES A RÉSECTIONS BASALES

La voie basse suivant la méthode de Rose-Andrews (voie basale ptérygoïdienne) ou la voie mixte (voie basale temporo-sphénoïdale) des chirurgiens français prêtent le flanc à quelques critiques.

Je ne dirai rien des voies primitives de Rose et de celle de Novaro, qui résèquent: le premier, le maxillaire supérieur; le second, le maxillaire inférieur. Ils ont traversé les cavités septiques du sinus maxillaire, de la bouche; cela suffit à condamner leurs méthodes, sans appel.

L'incision des téguments, suivant Rose (2e procédé), est dangereuse pour le *facial* et le canal de *Stenon*. Aussi Park l'a-t-il remplacée par une incision en H, dont la branche horizontale très abaissée entre les branches verticales est parallèle au zygoma. Artieda fait un lambeau en U renversé qui a ses pointes sur le zygoma, sa courbe dans la région temporale, et qui se rabat en bas. La désinsertion du ptérygoïdien au condyle (Andrews) peut ouvrir *l'articulation temporo-maxillaire* et préparer des arthrites et des ankyloses futures.

Un des graves inconvénients des voies ptérygoïdiennes est *l'hémorragie*. Elle provient du plexus ptérygoïdien, transformé souvent en un véritable état. caverneux ou spongieux qui occupe la fosse zygomatique et la fosse ptérygo-maxillaire. Le muscle ptérygoïdien externe est comme engaîné entre ses mailles, le nerf maxillaire inférieur est englobé dans ses réseaux.

Cette couche veineuse, si elle n'était pas entamée au cours des manœuvres dont la dissection du ptérygoïdien externe est le but, peut, il est vrai, être décollée en masse de la base du crâne. Mais on n'en déchire pas moins les veines émissaires du système endocranien ; et les veines du trou ovale, les méningées, la veine du trou de Vésale, etc., sectionnées, saignent toujours par leurs deux bouts. Aussi l'hémorragie est-elle une des grosses difficultés de l'opération, non seulement par son abondance, mais surtout par la gêne qu'elle apporte à la vue.

Rogers et Andrews (dans 2 opérations sur 5) la signalent très forte ; Dandridge l'a vue profuse ; Chalot dut interrompre son opération ; Lamphear dut faire contre elle un tamponnement très serré de la fosse ; Rose la spécifie provenir deux fois du plexus ptérygoïdien, une fois des veines maxillaires internes. Les artères elles-mêmes, maxillaire interne, moyenne et petite méningées, souvent lésées contribuent pour une large part à l'hémorragie. L'hémorragie peut encore paraître dans des temps plus avancés de l'opération. Keen la provoque en soulevant la dure-mère ; Park, en libérant le ganglion ; Stewart l'a rencontrée si violente qu'il dit avoir ouvert le sinus caverneux.

Dans la méthode par voie basale, on a donc deux occasions d'hémorragie veineuse, contre lesquelles le tamponnement seul est possible : l'hémorragie du plexus ptérygoïdien en dehors du crâne, et l'hémorragie périganglionnaire et du sinus en dedans.

Trépanation suivant le procédé de Rose-Andrews. — La trépanation de la base cérébrale est difficile, parce que la couronne de la tréphine est appliquée obliquement par rapport à la surface à trépaner ; elle mord donc inégalement, et la partie externe de la rondelle qu'elle attaque est plus tôt traversée que la partie interne. C'est donc une trépanation dangereuse qui ne met pas à l'abri les organes de la cavité cranienne (plaies de la dure-mère, de la méningée, etc.).

Blessure de la trompe d'Eustache. — Le canal de la trompe d'Eustache est juste contigu au bord postérieur du trou ovale, parallèle à son grand axe : l'on conçoit que si la trépanation prend le trou ovale comme centre, la cavité tubaire soit intéressée. C'est une cavité en puissance septique ouverte dans la plaie ; c'est l'infection presque certaine ; pareil accident constaté à l'autopsie est arrivé à Caponotto et à Rose : leurs opérés sont morts de méningite.

· *Insuffisance de jour*. — La voie ptérygoïdienne donne un jour tout à fait insuffisant sur la région gassérienne. L'orifice transcranien est petit et, de plus, il est profond ; il mène sur la paroi inférieure du ganglion, la paroi qui saigne ; il ne permet pas même sur un cadavre, où le gros obstacle de l'hémorragie est supprimé, de faire un isolément du ganglion ; il ne rend donc pas possible une ablation totale du Gasser.

Trépanation suivant Quenu-Poirier. — Le principal avantage de la méthode temporo-sphénoïdale lui vient des temps opératoires qu'elle emprunte à la méthode exclusivement temporale de Krause, et à laquelle elle ajoute la résection de l'apophyse zygomatique et l'effondrement du plancher de la base cranienne. La possibilité de pouvoir soulever le cerveau d'une part, et, d'autre part, l'ablation de cet arc-boutant avancé que forme la zygomatique ainsi que la résection de toute l'écaille temporale jusqu'à la crête sous-temporale, c'est-à-dire jusqu'au point où l'on atteint la portion vraiment horizontale du plancher de la fosse, tous ces différents temps opératoires sont extrêmement heureux, parce qu'ils donnent un jour considérable. Mais la méthode mixte exagère les actes opératoires, qu'elle prolonge dans la fosse zygomatique à la surface externe du crâne.

En premier lieu, en désinsérant, ruginant, travaillant au delà de la crête sous-temporale dans la région ptérygoïdienne, l'on se crée en partie les embarras de la méthode de Rose-Andrews. Le plexus ptérygoïdien saigne abondamment, la maxillaire interne, la méningée moyenne peuvent être blessées. La recherche du trou ovale, point de repère de Quenu, G. Marchant, est difficile. Il suffit de lire la description de Quenu de la recherche aveugle du trou ovale faite au moyen d'un crochet qui est conduit sur le doigt, pour ne pas être tenté de l'essayer. La découverte du trou ovale, selon Poirier, en attaquant le plan sphéno-temporal avec la pince-gouge, jusqu'au trou qui aura été repéré par sa découverte intra-cranienne, est certainement plus facile et plus satisfaisante, mais elle nécessite du décollement trop loin à la surface exocranienne de la base, dans une région où les plexus veineux, les artères méningée moyenne, petite méningée peuvent donner une forte hémorragie.

Ces procédés exposeraient encore à un bien grave accident, *l'ouverture du sinus sphénoïdal*. Au dire de Jacob, qui a étudié sur le cadavre un procédé théorique de résection du ganglion de Gasser, où le nerf maxillaire supérieur sert de guide et mène du trou grand rond au ganglion, le sinus sphénoïdal envoie une série de prolongements au delà du corps même de l'os sphénoïde. Parmi eux, 1 fois sur 15 sujets en moyenne, un diverticule du sinus sphénoïdal s'insinue entre les trous grand rond et ovale et s'avance plus ou moins loin en dehors dans le plafond de la fosse ptérygo-maxillaire. Deux pièces présentées à la Société anatomique (13 avril 1900) montrent que l'extension du sinus en dehors du trou ovale atteint 11 millimètres dans un cas, 6 millimètres dans l'autre. Et, ajoute l'auteur, lorsque telle disposition existe, l'ouverture du sinus est fatale au moment où l'on fait sauter, suivant les procédés de Doyen, Quenu, Poirier, Jacob, la moitié externe du trou ovale. Cet accident n'a pas passé inaperçu à Bouglé, au cours de son opération.

Le seul risque d'ouvrir 1 fois sur 15 opérations le sinus sphénoïdal, mieux encore que tout autre argument, affirme le danger des procédés de résection ptérygoïdienne. Je n'ai pas contrôlé les recherches de Jacob. Mais ses conclusions ne seraient pas trop sévères contre ces opérations qui exposeraient à ouvrir dans le champ opératoire une cavité sinusienne, c'est-à-dire un chemin tracé à l'infection.

En outre, cette méthode ne met pas à l'abri des accidents hémorragiques (Poirier, Bouglé, Guinard, Schwartz), non plus que des accidents oculaires : amaurose (Schwartz, G. Marchant), ophtalmoplégie totale (Guinard).

Enfin, une dernière critique que légitiment les observations où la technique de la voie basse a été employée, c'est le peu de détails des manœuvres de l'extraction ganglionnaire elle-même. Les procédés opératoires abondent en détails pour les premiers temps de l'intervention. La voie d'accès est bien jalonnée, bien repérée de points anatomiques précis, le chemin jusqu'au ganglion est bien sûr. Mais la découverte et la libération de ses faces et de ses bords avec leurs difficultés et leurs dangers sont hâtivement décrites. C'est, je crois, parce que les derniers temps opératoires ont été presque toujours obscurs et exécutés à l'aveugle, et cela de par l'imperfection inhérente aux méthodes par voie basse.

RÉSULTATS DES OPÉRATIONS PAR VOIE PTÉRYGOÏDIENNE
ET PAR VOIE TEMPORO-SPHÉNOIDALE

Sur 27 opérations où la technique de Rose-Andrews a été suivie, sauf quelques variantes, je relève :

1° 2 cas (Stewart, Park) seulement où le ganglion est dit enlevé par morcellement, mais en totalité.

Dans les autres cas, l'exérèse a été faite à la curette, aux crochets, c'est-à-dire qu'elle a été difficile et sans doute histologiquement incomplète.

2° 5 cas de *mort* imputables à l'opération (Arlieda, Baker, Caponotto, Parkill, Rose).

3° 11 cas parmi lesquels la récidive tardive est signalée 7 fois comme observée, attendue 4 fois, puisque l'ablation du ganglion a été considérée par l'auteur même comme incomplète (Chambert, 3 cas ; Dandridge, Jacobson, Keen- and Mitchell, Parkhill, Rose, 4 cas).

4° 12 cas qui sont signalés comme suivis de *guérison* (Andrews, 3 cas ; Kerr. Lanphear, O'Hara, Park, 2 cas ; Rogers, Rose, Stewart).

Cette statistique donne, en somme, une mortalité de 17 p. 100 parmi les opérés, une proportion de récidives de 38 p. 100 parmi les survivants.

Sur 16 opérations où la technique de Quenu-Poirier a été suivie, je relève :

1° 3 *morts* : Malade de Poirier, mort en un quart d'heure, de shock ; de Doyen, mort en 4 jours, dans le collapsus ; de Doyen, mort au 10° jour d'apoplexie.

2° 5 *récidives* : Au bout de 3 mois (Parmenter), immédiate (Schwartz), plus ou moins tardive (3 cas, Gérard Marchant). Encore faudra-t-il sans doute y ajouter le cas de Bouglé où l'ablation du ganglion ne fut pas complète et l'anesthésie post-opératoire dans le domaine du V ne fut pas absolue.

En résumé, elle donne une mortalité de 18,7 p. 100, une proportion de récidives de 31,2 p. 100.

§ 3 — Voie d'accès temporale.

Horsley, en 1890, cherche à travers une trépanation temporale à atteindre le tronc même du trijumeau. Il pratique une trépanation temporale vaste descendant en arrière à l'astérion, lie la méningée dans la dure-mère, ouvre cette membrane, relève le cerveau et, suivant le bord supérieur du rocher, va accrocher la racine du trijumeau. En 1892, Hartley, par voie temporale, résèque les 2ᵉ et 3ᵉ branches, du trijumeau au-dessus des trous ovale et rond, mais n'ose aborder le ganglion qu'il ne cherche à enlever que l'année suivante. Sur ces entrefaites, Krause avait aussi, de son côté, étudié la résection intracranienne des branches du trijumeau par voie temporale (1892).

En 1893, il décrit la technique de la résection du ganglion lui-même, par voie haute. Les différentes descriptions de ces auteurs sont rapportées dans le livre de Chipault (*Chirurgie opératoire du système nerveux*, p. 639-660). Aussi, je me contenterai de rappeler les principaux temps opératoires de la technique de Krause, telle qu'elle est décrite en Allemagne dans le *Manuel de chirurgie* de Bergmann, Bruns et Mikulicz (1900).

Procédé de Krause. — *Préparatifs.* — L'anesthésique de choix sera le chloroforme. L'éther, qui cyanose et tend à augmenter les hémorragies veineuses, sera réservé aux cardiaques. L'œil du côté opéré est simplement préparé par des lavages antiseptiques boriqués, les jours qui précèdent l'opération. L'atropine est inutile; la suture des paupières mauvaise, parce qu'elle empêche la surveillance consécutive de l'œil. Les précautions prophylactiques seront encore plus sévères si une opération antérieure a amené de la lagophtalmie.

Pendant l'opération, Krause a toujours devant lui un crâne sec sur lequel il se repère de la vue au cours de son opération.

La position du malade est demi-assise, la tête maintenue par un assistant et tournée du côté malade. Cette attitude a pour but d'éviter l'accumulation du sang ou du liquide céphalo-rachidien dans l'entonnoir au fond duquel on opère.

Un autre assistant maintiendra l'écarteur cérébral et, au besoin, le lambeau de la trépanation.

1er Temps. — *Ouverture de la cavité cranienne.* — La région temporale est trépanée suivant la méthode de Wagner, lambeau à base inférieure zygomatique, comprenant téguments, muscle, périoste et os. Incision au devant du tragus, qui commence au zygoma, monte en faisant une courbe convexe en arrière, se recourbe en arche et redescend convexe d'abord, puis, à peu près vertical, pour atteindre à nouveau l'arc en arrière de l'apophyse orbitaire.

A la base, le lambeau mesure 3 centimètres et demi ; sa hauteur est de 6 centimètres, sa largeur au point maxima 5 centimètres. Krause se sert pour trépaner du perforateur de Doyen, puis de la pince de Dahlgren. Il limite le lambeau osseux suivant l'incision cutanée ; puis, au moyen d'un levier, il le soulève et le casse à la base. Les arêtes de section sont régularisées à la pince de Luer. Lorsque les opérés sont très affaiblis, l'os n'est pas conservé dans le lambeau, et la trépanation se fait très vite suivant un des procédés habituels.

2e Temps. — *Ligature de la méningée moyenne.* — La dure-mère est décollée de la base du crâne au moyen d'un instrument mousse jusqu'au foramen spinosum. L'artère doit être liée et sectionnée dans tous les cas. Pour cela, un assistant relève le cerveau au moyen d'une spatule afin de permettre les manœuvres de ligature. La méningée, avec ses veines, se montre comme un cordon visible à la surface de la dure-mère, moins tendue qu'au début de l'opération. En enlevant la dure-mère de la face interne du faisceau vasculaire, celui-ci est isolé de tous côtés et on peut en faire la ligature sans difficulté. Cet isolement du pédicule vasculaire se fait au moyen de petits tampons montés sur des pinces. On pratiquera de préférence une ligature double.

3e Temps. — *Libération du ganglion.* — Le décollement de la dure-mère de la base du crâne amène une hémorragie diffuse, assez forte, provenant de veines sinusiennes et de veines émissaires. Les vaisseaux saignent par les deux bouts, et l'hémorragie qu'ils provoquent est toujours plus importante qu'on ne croit. Krause dit que l'hémorragie est plus abondante si on procède lentement au décollement de la dure-mère. De temps en temps, une compression hémostatique avec de la gaze est nécessaire.

On isole les 3e et 2e branches juxqu'aux trous du crâne en séparant la dure-mère des nerfs qui font saillie au-dessus du plancher osseux. Cette préparation se fait à la pince et au ciseau. De temps en temps la dure-mère est ouverte et du liquide céphalo-rachidien s'écoule ; mais cet accident est de peu d'importance. La 3e branche est saisie et sert à tirer un peu le ganglion de la profondeur. Aussi faut-il sectionner les branches à la fin.

Le ganglion est mis à découvert jusqu'au bord interne et jusqu'au niveau de l'arête du rocher, de telle sorte que l'on peut voir le tronc du trijumeau. Le ganglion apparaît réticulé, grisâtre ; le tronc est presque blanc. A la fin, le ganglion est détaché de l'os sous-jacent.

C'est avec intention que la première branche n'est pas recherchée sauf au niveau de sa racine. Car, sur le vivant, elle ne peut être isolée de la paroi du sinus, et les nerfs du voisinage seraient blessés.

Quand le ganglion est bien libéré, on saisit le trijumeau avec une pince avant d'entreprendre quoi que ce soit. On sectionne ensuite les 2e et 3e branches avec un ténotome pointu ou avec un ciseau de Cooper.

La torsion d'après Tiersch doit être rejetée comme mauvaise. Des veines saignent au moment de ces sections nerveuses. On peut tamponner les orifices par lesquels sortent les branches du trijumeau.

Quand les branches 2 et 3 sont sectionnées, on tord le ganglion sur lui-même. La 1re branche se détache : le ganglion est donc physiologiquement exclu en totalité de l'organisme.

4e Temps. — *Drainage* (drain ou gaze si hémorragie). *Suture du lambeau. Pansement.* — L'opération, en règle générale, doit être toujours faite en une seule séance.

Durée de l'opération en moyenne : 1 heure et demie à 1 heure trois quarts, si l'os est conservé dans le lambeau ; 55 minutes à 65 minutes, si la trépanation n'est pas autoplastique. Durée extrême : 3 heures. C'est l'hémorragie qui est la principale cause de la lenteur opératoire.

Telle est l'opération de Krause, telle qu'elle a été conçue et perfectionnée par l'auteur. Elle sert de type à tous les procédés opératoires par voie haute, et les modifications qui y ont été apportées ne sont que des modifications de détail et, je crois, désavantageuses.

Procédé de Cushing. — Ce procédé, que Cushing appelle « méthode directe infra-artérielle », a surtout pour but de ne pas sectionner les vaisseaux méningés. Cushing décolle la dure-mère et s'enfonce dans la fosse cérébrale moyenne en passant par-dessous l'arche constituée par les vaisseaux méningés antérieurs qui sont soulevés avec la dure-mère sans que soient déchirés les deux points fixes de leur trajet : le foramen spinosum et le sulcus arteriosus du pariétal. La trépanation de l'os est moins étendue que dans le procédé de Krause au niveau de l'écaille temporale. L'incision des téguments s'élève moins haut au-dessus de l'arcade zygomatique (5 centimètres). Le lambeau constitué par les portions molles seules est rabattu en bas, car il n'est jamais nécessaire de faire un volet osseux ; la trépanation de l'os est trop peu étendue dans la région temporale pour que l'arcade zygomatique, dont la résection à la pince coupante n'est que temporaire, ne suffise dans l'avenir à protéger les plans profonds. Mais la trépanation doit s'étendre à la base jusqu'au niveau de la crête sous-temporale.

La dure-mère, soutenant l'artère méningée, est alors décollée. Le trou petit rond est découvert, mais les vaisseaux n'en sont point détachés. Le trou rond va marquer la limite postérieure du champ opératoire.

Les branches 3 et 2 mises à nu, la loge du ganglion est ouverte le long du bord inférieur. Le ganglion est isolé de l'os en arrière, sa face supérieure est disséquée et séparée de la dure-mère. Le nerf trijumeau est découvert ; la 1re branche est isolée en arrière. Une pince de Kocher saisit le ganglion par la racine du trijumeau ; les racines des nerfs maxillaires maintenues par un crochet sont sectionnées au ciseau ; le ganglion est enlevé en totalité.

Restauration des plans. Suture ou ablation de l'arc zygomatique. Drain. Pansement avec protection de l'œil.

Procédé de Lexer. — Lexer, comme Cushing, réduit les dimensions de la trépanation temporale, non point parce qu'il évite la section des vaisseaux méningés, mais pour empêcher la compression trop violente du cerveau par l'écarteur qui en relève le lobe sphéno-temporal. En revanche, il se donne du jour en réséquant l'arcade zygomatique et la base de l'écaille jusqu'au trou ovale.

Pour éviter les lésions du facial, dont la section des branches qui se rendent à l'orbiculaire provoque de la lagophtalmie, Lexer ne fait pas dépasser à son lambeau le territoire compris entre deux lignes issues de la queue du sourcil, dont la supérieure affleure le bord supérieur du pavillon, dont l'inférieure est tangente au point d'adhérence inférieur du lobule de l'oreille.

Avec un lambeau de dimensions si réduites, il est inutile de tailler un volet osseux. On peut faire une trépanation par morcellement de l'écaille temporale, ce qui fait gagner du temps.

La section de l'arc zygomatique se pratique avec une scie en arrière, à la gouge glissée par derrière l'apophyse orbitaire en avant ; cette section antérieure de l'os se fait donc à couvert.

L'ouverture du crâne se fait à la gouge. En bas les attaches du ptérygoïdien sont sectionnées jusqu'au niveau du trou ovale et l'os réséqué. L'hémorragie des plexus ptérygoïdiens est traitée par le tamponnement. Un écarteur attire le lambeau mou contenant l'arc zygomatique en bas et en avant. Dans le fond de la plaie l'on voit la 3e branche qui se divise et, derrière elle, la méningée.

Cette artère est liée au-dessus du trou au moyen d'une aiguille longue comme le décrit Krause. La ligature en dehors de la base du crâne n'est pas difficile au cas où la ligature sous la dure-mère aurait lâché.

Un crochet va cueillir le nerf maxillaire inférieur au niveau du trou, l'attire au dehors et jette un fil sur lui. A ce moment, on a une hémorragie veineuse, originaire des veines qui entourent le nerf et qui sont assez grosses.

A cet instant de l'opération, qui a été faite jusqu'ici sur le malade en position horizontale, Lexer fait mettre l'opéré en position assise, le haut du corps vertical par conséquent. L'opérateur regarde la plaie de bas en haut. La table de Hahan se prête fort bien à cette manœuvre. Cette attitude fait descendre le cerveau (Bergmann) ; la dure-mère se plisse sur lui, par suite de la chute du liquide céphalo-rachidien dans le canal médullaire. On obtient ainsi le même résultat que cherchait Tiffany en ponctionnant la dure-mère.

Cette position du malade n'a jamais amené d'incidents d'anesthésie ou des accidents cardiaques.

Ainsi le cerveau n'a pas besoin d'être relevé, et l'hémorragie veineuse est très diminuée. Il suffit d'utiliser un écarteur, uniquement pour retenir la dure-mère après sa libération de la face supérieure du ganglion. La découverte du ganglion se fait ainsi : le bord externe du ganglion est dégagé, puis sa face inférieure libérée de l'os. Par la 3e branche comme tracteur le ganglion est abaissé, de telle sorte que la dissection de la dure-mère est rendue plus facile ; il est quelquefois nécessaire de se servir des pointes de ciseau pour effectuer cette séparation de la membrane fibreuse et du tissu nerveux. Dans ces cas, il faut tendre les deux organes l'un vers le bas, l'autre vers le haut. La découverte de la 1re branche est seulement amorcée ; le bord supérieur du ganglion ne doit pas être disséqué, parce que ce temps opératoire entraînerait la lésion du sinus caverneux et de l'abducens ; ce bord ne peut être libéré qu'au point de l'abouchement du tronc afférent au ganglion.

Une pince de Tiersch saisit le ganglion au niveau de l'abouchement du tronc du V ; si on tire en s'aidant de la traction sur la 3° branche, et d'un petit crochet qui s'amarre au bord supérieur du ganglion, l'exérèse est très facile.

Pansement: Tamponnement du cavum Meckeli à la gaze iodoformée. Suture des téguments. Durée de l'opération : 45 minutes au minimum, 1 heure et demie au maximum.

CRITIQUES

Ces procédés de résection du Gasser par voie temporale résu-

ment les techniques les plus parfaites qui aient été suivies jusqu'à
ce jour. Cependant les chirurgiens qui les ont employés se sont
trouvés aux prises avec des difficultés opératoires ou en face d'accidents divers, que je vais analyser, pour apprendre, si possible,
à les éviter.

Position du malade. — Une difficulté considérable de l'opération
consiste à voir le champ opératoire : elle a plusieurs causes :
la profondeur du ganglion, les limites de la voie d'accès, restreintes par le voisinage d'organes intangibles, et l'hémorragie
dont la plus petite quantité tend à s'accumuler dans la région
même où l'on opère, cachant le ganglion à la vue.

Plusieurs chirurgiens ont cherché par la position de l'opéré à
augmenter la facilité opératoire. Beaucoup d'entre eux ont opéré
en position habituelle, le malade couché à plat, la tête inclinée du
côté sain : toutes conditions pour se refuser l'éclairage latéral des
salles d'opérations et accumuler sûrement, comme dans un puits
dont le ganglion forme le fond, les moindres quantités de sang ou
de liquide céphalo-rachidien épanchées.

Cependant, en de bonnes conditions d'éclairage et d'étanchéité
on peut aisément voir, et bien voir, le ganglion au fond de la plaie
opératoire. Je n'en veux pour preuve que les photographies qui
ont été faites sur le cadavre par Krause de préparations du ganglion. Moi-même en ai obtenu une très aisément sur un cadavre
de l'amphithéâtre de Saint-Louis, qui peut être considéré cependant comme le modèle le plus curieux d'un amphithéâtre sans
jour.

L'éclairage a été puisé à des sources de lumière artificielle et
mobiles (lumière électrique) par Krause notamment. C'est évidem-
ment là une ressource précieuse dans les cas exceptionnels ; elle
nécessite un aide et apporte toujours une gène.

L'on peut opérer le malade, la table d'opération à 45° par rapport aux baies d'éclairage et en laissant la tête reposer sur l'occi-
put. Ainsi le jour arrive au sommet de la fosse et les liquides s'é-
coulent en suivant sa paroi postérieure.

Krause met ses malades en position demi-assise, la tête mainte
nue par un aide, pour arriver au même but : permettre l'écoulement du sang sans stase dans le champ opératoire.

Lexer, exagérant cette position, assied franchement son opéré et trouve à cette attitude non seulement l'avantage de ne pas avoir de stagnation de liquides, mais encore celui de favoriser la descente du cerveau et du ganglion. Mais par son procédé opératoire, Lexer rappelle les chirurgiens qui suivent la voie basse ptérygoïdienne. Il aborde le ganglion par sa face inférieure osseuse, se félicitant même de ne pas avoir à soulever quelquefois le cerveau : c'est là une technique que je crois mauvaise, parce que c'est surtout sur la face supérieure du ganglion, celle qui ne saigne pas et où le décollement de la dure-mère est difficile, que le chirurgien doit voir et travailler.

Villar a opéré le malade en position de Trendelenburg, mais sans en tirer, dit-il, grand avantage.

Taille du lambeau. — La taille du lambeau (parties molles) suivant Cushing et Lexer n'est pas assez étendue. Krause, qui ne résèque ni la zygomatique, ni la base de l'écaille temporale ne le fait pas descendre assez bas en arrière. Le but de Lexer, qui cherche à ne pas sectionner les branches du facial innervant l'orbiculaire, est certainement digne d'intérêt, parce que, dit-il, la lagophtalmie prédispose aux infections oculaires : mais en tous cas, ce n'est pas le développement de son incision vers le haut qui est dangereux pour les filets orbiculaires : c'est la chute de l'incision en avant. Les filets qui vont à l'orbiculaire supérieur sont coupés au moment où l'incision descend vers la partie antérieure de la zygomatique : c'est du reste à cause de cela que Lexer sectionne à couvert, par la face postérieure de l'apophyse orbitaire, l'attache antérieure du zygoma. Rien n'empêche donc de remonter plus haut la courbe du lambeau temporal.

A la vérité, Cushing et Lexer font un petit lambeau temporal parce que leur procédé est un procédé de petite trépanation temporale et qu'ils ne jugent pas utile de se donner du jour du côté de la calotte crânienne.

Trépanation de l'os. — Du côté de l'écaille, Cushing et Lexer font encore une ouverture osseuse trop petite. C'est même à cause des dimensions restreintes de l'orifice cranien qu'ils n'ont pas à conserver l'os pour le rabattre suivant le procédé de Wagner-Wolf. Krause conserve avec raison, en règle générale, le lambeau

osseux : il protégera le cerveau. La durée opératoire n'en est
guère augmentée. Lorsque le fragment osseux s'est nécrosé, je
crois que c'est parce que, après avoir été taillé, il fut décollé après
son rabattement de la face profonde des téguments. C'est là un
accident qui se produit très facilement si l'on ne ménage pas le
lambeau : la rondelle d'os que l'on s'est appliquée à tailler s'arrache avec grande facilité. De plus, le degré d'asepsie ne doit pas
être un des moindres éléments dans la genèse de ces nécroses.

Dans le relevé des opérations par voie haute, cet accident de
nécrose osseuse est relaté deux fois par Krause et aussi par Keen;
Czerny l'a aussi observé. Terrier a fait sauter par mégarde le
volet osseux qu'il aurait rabattu. Conservé dans une compresse
aseptique chaude, il fut simplement réappliqué dès la fin de l'opération. Sa greffe fut parfaite.

La taille du lambeau osseux expose à un accident plus fréquent,
qui est la rupture des vaisseaux méningés lorsque ceux-ci se sont
faits un tunnel dans l'épaisseur de l'os. Lorsque le lambeau osseux
est étendu en haut et en avant et empiète sur l'angle antéro-inférieur du temporal, cette rupture est presque fatale puisque j'ai
montré dans le chapitre anatomique de cette étude combien était
fréquente, sinon de règle, la présence d'un canal osseux enfermant
en ce point les branches antérieures des vaisseaux méningés.

La résection de l'apophyse zygomatique, selon Cushing, Lexer,
Ricard, ainsi que la destruction à la gouge de toute la partie du
temporal sus-jacente à la crête sous-temporale sont absolument
indispensables. Il faut, en effet, atteindre le plan horizontal, le
vrai plancher de la fosse cérébrale, sinon on travaille dans une
cuvette ; mais Lexer exagère les temps opératoires dans la fosse
ptérygoïdienne. A désinsérer le ptérygoïdien externe, à ouvrir à la
gouge le trou ovale, il tombe dans les dangers de la voie basse,
sur lesquels j'ai déjà insisté (hémorragie des plexus, ouverture
du sinus sphénoïdal, comme il est arrivé à Bouglé, etc.).

Ligature des vaisseaux méningés. — L'artère méningée est un
des écueils les plus dangereux de la route temporale. Sa blessure
est très fréquente. D'abord au moment de la trépanation, lorsque
l'artère est contenue dans un canal osseux, sa blessure est inévi-
table quel que soit le procédé de trépanation auquel on ait recours.

C'est donc pendant la création de l'orifice transcranien une source d'hémorragie qui ne peut être tarie instantanément par la forci-pressure et que du tamponnement seul arrête, jusqu'à ce que la ligature du vaisseau ait été faite au trou rond. Lexer, en de telles circonstances, conseille de faire la compression de l'artère à la face exocranienne de la base en comprimant le vaisseau au moyen d'un crochet ou d'un tampon mis dans la fosse temporale.

Le mieux serait, je crois, de ne pas perdre de temps en dehors du crane et d'aller au plus tôt au trou sphéno-épineux, en achevant rapidement la trépanation. La dure-mère très vite décollée, le doigt va comprimer le trou petit rond et arrêter le sang. L'on peut alors nettoyer le champ opératoire, voir les dégâts et les réparer.

Mais lorsque la méningée moyenne n'est pas ainsi une source d'ennuis par l'hémorragie de ces branches, et que l'on a pu faire la trépanation et le décollement dure-mérien sans incidents, sa ligature au trou petit rond reste encore un temps opératoire extrê-mement délicat, quoi qu'en dise Krause, et la lecture des obser-vations fait foi de ses difficultés.

En premier lieu, j'ai fait observer combien fréquemment la méningée moyenne se bifurquait aussitôt son arrivée dans le crâne sans offrir un unique tronc assez long pour y jeter une ligature.

Les chirurgiens qui rencontrent cette disposition doivent faire deux ligatures, une sur chaque branche. Krause dit lui-même avoir trouvé 2 fois sur 27 opérés une méningée double ; c'est sans doute une artère bifurquée au trou même qu'il avait rencontrée. Mais même si la disposition anatomique du vaisseau est favorable, sa ligature n'en reste pas moins difficile. Depage, Keen l'ont rencontrée telle ; Kœnig, Terrier l'ont vue impossible ; je ne compte pas les ruptures et les hémorragies du vaisseau pendant les tentatives de sa libération. Carson, Finney et Thomas, Frie-drich, Garré, Gester, Keen, Harris, Halstead, Kœnig, Lexer, Mudd, Nicolson, Richardson ont tous été aux prises avec cette difficulté. Krause lui-même a vu sa ligature méningée lâcher ; elle fut insuf-fisante en un autre cas qui nécessita le tamponnement ; une autre fois l'artère se déchira pendant qu'il libérait la dure-mère. Enfin chez un opéré la méningée était athéromateuse : la ligature la coupa ; l'hémostase fut tentée par la torsion du vaisseau dans le foramen au moyen d'un crochet ; l'hémorragie récidiva au cours de l'opération. Contre ces hémoi ragies, le tamponnemer t, c'est-à-dire un procédé qui coûte beaucoup de temps et fait souvent faillite, a été le plus souvent employé.

Finney et Thomas ont dégagé à la gouge l'artère du canal osseux et l'y ont liée. Ce canal peut être bourré de gaze, de catgut; une cheville même peut y être enfoncée. Lexer a fait trois fois la ligature de la méningée moyenne à la base du crâne, mais eu dehors, avant sa pénétration dans le trou petit rond. J'ai dit les raisons qui doivent faire éviter toutes les manœuvres exocraniennes à la base. Quand on arrive à éviter l'hémorragie, c'est à du liquide céphalo-rachidien qu'on ouvre une issue en liant le vaisseau, car il est vraiment difficile de faire une ligature, et surtout une ligature double, sans léser la dure-mère. Sur le cadavre, j'ai fait plusieurs fois la ligature de la méningée au trou avec une aiguille à courbure appropriée : il m'est plusieurs fois arrivé de piquer la dure-mère.

Il est vrai que l'écoulement de liquide céphalo-rachidien qui résulte de cet accident ne gêne guère l'opération. Son épanchement, du reste, diminue spontanément en quelques minutes. Ce serait même, au dire de quelques-uns, un incident heureux qui décomprimerait la dure-mère. Tiffany, Mudd ponctionnaient systématiquement cette méninge pour faciliter leur opération et diminuer les dangers de compression cérébrale. De cette discussion il ressort que la méningée moyenne doit être considérée comme un obstacle important de la voie temporale ; aussi est-ce pour ménager la méningée que Cushing a créé sa technique. Il ne sectionne pas l'artère ; il passe par-dessous l'arche de sa branche postérieure ; mais cela l'oblige à restreindre considérablement son champ opératoire : il perd le bénéfice de la méthode temporale.

Libération du ganglion. — Tous les chirurgiens sont aujourd'hui d'accord pour rejeter les méthodes d'extirpation aveugle du ganglion : la curette, les crochets sont insuffisants ; la torsion du ganglion est infidèle. La consistance du Gasser est, en effet, extrémement variable, non pas seulement du fait de ses lésions (ce point est totalement obscur) mais aussi suivant les sujets. Tantôt la masse nerveuse est extrêmement molle, tantôt elle se déchire et laisse des débris qui adhèrent fortement à la loge. Le long du bord interne, il reste souvent une bande de tissu gasserien se continuant dans l'ophtalmique (Novaro-Lexer). Il importe donc de bien mettre à nu le ganglion avant de commencer son exérèse. Or c'est la surface supérieure du ganglion qui est celle où la libération dure-mérienne est difficile ; pour la mener à bien, il faut deux conditions : ne pas être gêné par le sang et pouvoir disséquer la membrane fibreuse du ganglion bien fixé, encore immobilisé dans sa loge osseuse.

L'hémorragie est évitée en ne portant pas le bistouri dans la région dangereuse du sinus en dedans ; elle est retardée en ne sectionnant qu'en dernier lieu aux trous de la base les émissaires du sinus.

La fixité du ganglion est assurée en ne coupant pas ses branches dès leur découverte, avant d'avoir libéré la face supérieure.

De toutes les techniques décrites pour la libération du ganglion, celle de Krause est celle qui répond le plus fidèlement et à peu près à ces exigences.

Dans la seconde opération, où les conditions étaient naturellement moins favorables qu'à la première, Ricard s'est heurté à des incidents opératoires qui ont montré la nécessité qu'il y a à rechercher une technique bien réglée. Arrivé au bord inférieur du ganglion, il a sectionné la branche III, puis a libéré la face inférieure du Gasser, très aisément. Le ganglion alors déjà mobilisable se relevait avec la dure-mère contre lequel il était appliqué et fuyait, quand on essayait de libérer sa face supérieure. Bouglé a constaté ce même inconvénient. Le ganglion fut alors attaqué par son bord interne — zone dangereuse. La branche II sectionnée, le bistouri s'engage sous elle ; arrivé sous sa racine, une hémorragie considérable se produit, d'origine caverneuse. Ce ne fut qu'après avoir jugulé cette hémorragie par une compression heureuse qui n'encombrait pas tout le champ, que l'opération put être continuée. En revenant franchement en arrière, la racine du V est aisément découverte et arrachée ; grâce à elle, le ganglion fut renversé pour présenter sa face supérieure; il put être réséqué du bord supérieur vers le bord inférieur.

Hémorragies veineuses au cours de la libération du ganglion. — Ce grave accident, l'hémorragie, a toujours été le grand danger de la résection du Gasser. Sur 137 cas compulsés de résection par voie temporale, elle est signalée une cinquantaine de fois, ce qui ne signifie pas d'ailleurs qu'elle n'ait encore été plus fréquente. Toujours sa nature veineuse a été spécifiée; plusieurs fois son origine bien indiquée. Ainsi Krause et Lexer l'ont provoquée 3 fois en sectionnant la 2e branche du trijumeau; Lexer, 4 fois en sectionnant la 3e; Terrier également; 8 fois elle fut considérée comme originaire du sinus caverneux; 16 fois elle fut très forte et 9 fois modérée, sans indication précise d'origine; enfin 8 fois elle apparut pendant la libération de la dure-mère. Friedrich ouvrit une fois le sinus pétreux supérieur. Sauf cependant un cas de Kœnig où l'opéré mourut, l'hémorragie put être toujours arrêtée par un tamponnement, mais dont la durée fut parfois d'une demi-heure. Elle nécessita quelquefois même une suspension de l'opération (8 fois sur 137) qui fut terminée en un second temps.

Lésions des nerfs moteurs de l'œil. — A côté de l'hémorragie, les troubles de l'œil constituent un des inconvénients les plus sérieux de l'opération. Ces troubles oculaires sont de deux ordres: ils affectent le système moteur de l'œil, ou se manifestent par des lésions infectieuses.

Les troubles moteurs tiennent à ce que, au moment du dégagement du ganglion, les branches motrices sont détruites par les instruments — ce qui est rare — ou simplement irritées; leur fragilité est excessive et l'injure faite au nerf se traduit par des paralysies musculaires.

Cushing et Lexer croient que ces paralysies sont surtout causées par la pression de l'écarteur cérébral, particulièrement quand on utilise la pression de cet instrument pour comprimer la région du sinus caverneux en cas d'hémorragie. L'observation est peut-être très juste; mais cependant j'ai idée que ce sont surtout les manœuvres instrumentales de la libération du ganglion qui sont la cause des lésions nerveuses. Je n'en veux pour preuve que la constatation des paralysies oculaires que l'on a observées à la suite

des résections de Gasser, selon Rose, où l'emploi de l'écarteur
cérébral était totalement inconnu (Andrews, 2 cas; Chambert,
Keen and Mitchel, Winslow). J'ai relevé, parmi les opérations
faites par voie haute, 9 paralysies de l'abducens, dont deux demeu-
rèrent définitives (Cushing, Lexer), 4 paralysies de l'oculo-moteur commun dont l'une persista légère, l'autre plus sévère (Friedrich, Lexer, Krause), 2 paralysies du pathétique (Krause, Lexer),
5 ophtalmoplégies totales (Bartlett, Wolfler, Krause) dont une
durable, enfin 2 paralysies de la pupille (Depage). Les paralysies qui
guérissent durent habituellement quelques semaines.

Quelques-unes de ces lésions sont restées définitives. Bartlett a
vu 2 fois une diminution de mobilité de l'œil; Depage et Friedrich,
une légère parésie de l'oculo-moteur commun; Lexer, une paralysie irrémédiable de l'abducens.

Les troubles oculaires de type infectieux dont je ne discuterai
pas la pathogénie, tels que conjonctivites, ulcères cornéens, hypopion, etc., sont aussi très fréquents. 5 fois j'ai compté dans les
opérations par voie haute, des conjonctivites; 4 fois des hypo-
pions, 13 fois des kératites. Ces lésions ont laissé parfois des
traces indélébiles, telles que des tâches cornéennes (3 fois), ou
même elles ont nécessité l'énucléation de l'œil.

Lésions du cerveau. — Pour la majorité des auteurs elles seraient
dues à l'action traumatisante de l'écarteur; c'est là l'inconvénient
le plus grave de la méthode : il est bien difficile de pouvoir appré-
cier quel est le degré de refoulement que l'on peut obtenir du cerveau sans danger.

Une série de conditions physiologiques entrent en jeu. Théoriquement, si l'on admet les conclusions de Pagenstecher et de Du-
ret, établies par comparaison sur des expériences faites sur des
chiens, la compression sous-dure-mérienne chez l'homme avec un
corps de 105 à 112 centimètres cubes causerait un profond coma
et la mort en quelques heures. Mais les dispositions anatomiques
de la région considérée doivent sans doute avoir une grande in-
fluence sur le degré de résistance du cerveau à une pression localisée comme celle d'un écarteur. A cet égard, le lobe temporal sur
lequel porte la pression de l'instrument ne semble pas heureusement disposé pour lui résister : il est, en effet, en partie enclavé

dans la fosse moyenne par le cap qu'il pousse vers l'orbite et ne peut fuir que difficilement à la pression de bas en haut. Les différentes parties de l'encéphale sont de fragilité variable suivant les centres qu'elles renferment; la résection du ganglion de Gasser gauche peut, par exemple, amener de l'aphasie. Le voisinage relativement proche du bulbe de la région opératoire lui fait peut-être supporter très directement le choc des ondes de déplacement du liquide céphalo-rachidien. Les accidents de chloroforme, assez fréquents au cours de l'intervention (Krause, 3 cas; Stimson), relèvent peut-être en partie de la même cause.

Ces considérations sont, je l'avoue, tout à fait hypothétiques parce que je n'ai pu faire des expériences physiologiques sur les compressions cérébrales. Il serait intéressant de faire aseptiquement, par exemple au moyen de ballons injectés de liquide, des compressions graduées sur divers points de la substance cérébrale. La sensibilité des zones serait ainsi interrogée, on verrait s'il existe une réaction différente du cerveau à une même « dose de compression », suivant qu'elle porte sur une étendue de décollement restreint ou de décollement vaste de la dure-mère, suivant qu'elle est lentement instituée ou rapidement établie; suivant que le liquide céphalo-rachidien est sous pression ou en partie évacué : toutes notions qui peuvent trouver des applications chirurgicales.

RÉSULTATS DES OPÉRATIONS PAR VOIE TEMPORALE

Pour l'instant, je ne considérerai que les faits observés; en ne tenant compte que des signes qui permettent de croire à une lésion organique des centres et en éliminant par exemple 4 cas où des accidents de « vertige » et de « délire » seuls ont été consignés, l'examen des observations montre que sur 137 résections par voie haute, il a été consigné, causées par lésions cérébrales :

3 morts par ramollissement brunâtre de la base du lobe temporal (19e jour, Krause; 19e jour, Krause, avec pneumonie grippale ; 20e jour, Krause) ;

6 cas d'aphasie, Krause (5 jours); Lexer (1 semaine de durée), Richardson, Weeks, Friedrich, Winslow;

1 paralysie légère du bras et de la jambe (Krause) ;

2 paralysies de la vessie (Depage, Krause).

Shock. Collapsus. — Le shock, le collapsus ont une pathogénie sur laquelle l'on n'est pas très fixé ; à son apparition contribuent sans doute plusieurs facteurs, tels que l'état d'intoxication profonde des malades ordinairement morphinomanes, leur grand âge parfois, l'action toxique de l'anesthésique, la contusion, la compression ou la dépression des centres, l'arrachement des nerfs, etc.

Ces accidents ont occasionné plusieurs fois la mort :

3 fois ils sont étiquetés collapsus (mort en 6 heures, Finney et Thomas, Krause, Griffith) ; à l'autopsie de ces opérés, il fut trouvé 2 fois des sugillations à la surface du lobe temporal, 1 fois au niveau de la zone de trépanation ;

5 fois ils sont dits accidents de shock, mort en 48 heures (Mikulicz), (Mixter), 2 cas, mort au 3e jour, comateux (Keen), mort dans la journée (Terrier) ;

2 fois la mort est survenue de cause inconnue (6 heures, Ranschof, Stimson).

1 fois l'hémorragie a été incriminée (Kœnig).

Accidents infectieux. — Les accidents infectieux, à l'abri desquels la voie temporale sans résection prolongée à la base du crâne permet théoriquement de se mettre, donnent cependant un pourcentage de mortalité assez élevé. Je relève :

6 morts par méningite : Gerster (8e jour) ; Keen (6e jour); Murphy (9e jour) ; Nicolson (4e jour) ; Ricard (6e jour) ; Lexer (4e jour).

1 mort de cholestéatome du cerveau et des méninges : Krause (4e semaine).

1 mort de septicémie (Dollinger).

Causes étrangères de mort. — Dans les premiers jours après l'opération, mais ne paraissant pas directement occasionnée par elle, la mort est survenue chez certains malades :

1 fois par coma urémique (Halstead, 4e jour) ;

1 fois par insuffisance cardiaque et pneumonie (Krause, 21e jour);

1 fois par pneumonie grippale (Krause, 19e jour);

1 fois par insuffisance cardiaque (Krause, 6e jour).

Récidive. — Elle est notée spécialement dans les observations 13 fois. Mais parmi ces cas, il faut éliminer celui de Hacker qui ne termina pas son opération, et 3 cas de Krause où la récidive eut lieu du côté opposé à l'opération. Dans 1 cas de Krause les douleurs réapparues au bout d'un an furent considérées comme hystériques. Finney, ayant enlevé son ganglion par petits morceaux, vit son malade avoir de temps en temps quelques douleurs rayonnantes. Friedrich eut une récidive au bout de 2 mois. Krause opéra un malade sans le moindre résultat. Salomoni, Sapejeko, Tiffany eurent enfin chacun une récidive. Chez un malade qui avait subi la résection du maxillaire inférieur à la base, puis du ganglion de Gasser, les douleurs réapparurent au bout de plusieurs mois ; on rechercha les branches II et III, qui furent trouvées régénérées (Garré).

En résumé, en ne tenant pas compte des cas où des causes indirectes sont intervenues pour amener la mort ou la récidive, on peut fixer à peu près à 14,5 p. 100 les cas de mort dans la résection du ganglion de Gasser par voie haute, à 6,5 p. 100 la proportion des récidives, à 16 p. 100 celle des troubles passagers des muscles de l'œil ou de la parole, à 3,8 seulement celles des lésions oculaires définitives.

Enfin, pour fixer approximativement sur la durée des guérisons, je rappellerai les chiffres que donnait Krause au Congrès de chirurgie de 1900, où il disait avoir revu une malade de 75 ans et un homme de 62 opérés depuis 7 ans et demi ; deux femmes, l'une de 76, l'autre de 53 ans, opérées depuis 6 ans ; une femme de 42 ans et une de 50 opérées depuis 5 ans. Tous ces gasserectomisés n'avaient pas vu réapparaître leurs douleurs.

CHAPITRE IV

TECHNIQUE OPÉRATOIRE PROPOSÉE

Préparatifs du malade. — Ils n'ont rien de très particulier,et les principes de la chirurgie générale trouvent ici leur application.

Le malade est purgé la veille de l'opération ; sa tête est rasée, tout entière, s'il s'agit d'un homme ; au cas où l'on opère sur une femme, on pourra se contenter de raser la partie du cuir chevelu de la région temporale et pariétale largement ; le reste de la chevelure est tressé en une série de petites nattes très serrées, unies ensuite entre elles et rejetées du côté sain.

Les soins préliminaires du côté de l'œil pourront seuls nécessiter quelques précautions spéciales. Si une lésion infectieuse (orgelet,conjonctivite,etc.) était en activité,il faudrait surseoir à l'intervention. Dans un œil sain, quelques lavages non irritants, à l'eau boriquée, suffisent les jours précédant l'opération. Les sutures des paupières sont à rejeter : c'est l'écran devant une lésion possible dont il importera de voir les premières manifestations.

Le nettoyage de la zone opératoire se fait suivant les habitudes personnelles du chirurgien.

L'anesthésique de choix est le chloroforme. Les chirurgiens éthérophiles doivent, pour la résection du ganglion de Gasser, être infidèles à leur anesthésique habituel : le masque à éther est plus encombrant dans le champ opératoire que la compresse de chloroforme. De plus, le malade a son système veineux congestionné par l'éther, ce qui augmente l'abondance des hémorragies veineuses, principal danger de l'opération. Chez le second opéré de Ricard, l'éther dut être employé parce que la malade supportait mal le chloroforme, qui provoqua, du reste, dès les premières inhalations, presque une syncope.

Les instruments usuels de la chirurgie suffisent ; il est cependant indispensable d'avoir un écarteur cérébral particulier, qui joigne la double qualité de n'être ni encombrant, ni dangereux pour le cerveau. A cet égard, l'écarteur de Poirier est l'instrument de choix ; c'est, on le sait, une simple lame de métal malléable. Sa largeur (30 millimètres environ) empêche que la pression n'en soit trop localisée sur le cerveau ; il est d'une épaisseur insignifiante, et par sa malléabilité, qui le fait se fléchir sous la moindre force, il protège le cerveau contre une pression inconsciemment exagérée d'un aide. Par son poli, il fait miroir et éclaire par réflexion le fond de la plaie.

Position du malade. — La position que Ricard a donnée à ses opérés semble constituer un très sérieux avantage sur toutes celles qui ont été proposées (demi-assise, Krause ; assise, Lexer). Villar, cependant, a, avant lui, eu l'idée d'opérer ses malades en position de Trendelenburg. Toutefois, il n'a pas jugé ce procédé très avantageux. Le malade est mis tête basse débordant le plan du lit. Il a suffi de la table d'opérations en usage dans le service pour réaliser aisément cette disposition. La table d'opérations se compose à la vérité de deux tables ordinaires, qui, mises à la suite, constituent le lit à interventions. L'extrémité de la première table correspondant à la tête a été surélévée par deux tabourets de quelque 30 centimètres de hauteur placés sous ses pieds ; l'on a obtenu ainsi un lit constitué par un plan incliné se continuant par un plan horizontal. Le malade est couché, les épaules affleurant le bord élevé du plan incliné, la tête tombant en hyperextension. On a réalisé ainsi la position renversée de la tête, et, au cours de l'opération, le sang, au lieu de s'accumuler sur le plancher de la fosse, s'écoule en suivant la base du cerveau récliné. Cette attitude spéciale de la tête a aussi l'avantage de faire tomber la masse encéphalique, non point du côté de la base du crâne, comme dans le procédé de Lexer, mais du côté de la calotte ; ainsi la position donnée au malade agit dans le même sens que la rétraction du cerveau. Le liquide des espaces sous-arachnoïdiens du rachis, en supposant qu'il subisse l'effet de la pesanteur, ne peut pas s'amasser dans les espaces de l'encéphale, puisque le tronc reste déclive sur le plan incliné du lit. Et, dans les deux opérations où j'ai assisté mon maître, j'ai constaté, par le plissement de la dure-mère à la base, que cette chute du cerveau était effective ; après avoir retiré l'écarteur cérébral, le cerveau récliné reste sans tendance à reprendre sa position normale, tout comme la masse intestinale tend naturellement à rester sous le diaphragme dans la position de Trendelenburg.

Cette position spéciale ne sera donnée au malade que lorsque la trépanation cranienne aura été effectuée.

1er Temps. — *Ligature de la carotide externe.* — Pour éviter les inconvénients de l'hémorragie des méningées, dont j'ai montré la si grande fréquence, la pratique de mon maître Ricard qui lie la carotide externe est tout à fait à imiter ; du reste, elle a déjà été appliquée par Fowler, Park, Laguaite, Sapejko, Spelling.

Je ne dirai rien de ce temps opératoire, décrit dans les manuels classiques ; il n'exige que quelques minutes à mener à bien : c'est mieux qu'une économie de temps pour l'hémostase future; c'est une grande facilité opératoire qu'on se donne. Ainsi, l'incision des téguments se fait presque à sec. Le diploé ne saigne pas. Peu importe que la méningée soit dans un canal osseux ; elle peut encore saigner, il est vrai, par son bord supérieur ; les veines méningées qui ne résument pas uniquement la voie de retour du sang correspondant aux artères homonymes peuvent donner, mais toute cette hémorragie est incapable d'arrêter l'opération ni même de suspendre longtemps sa marche en avant. Chez les deux opérés de Ricard, les premiers temps opératoires, taille du lambeau et trépanation, se firent absolument à sec.

Un seul argument pourrait être opposé à cette pratique de la ligature préliminaire de la carotide externe : c'est celui de l'avenir du lambeau au point de vue de sa nutrition. La rondelle osseuse du temporal, l'arc zygomatique ne seraient-ils pas exposés à une nécrose par dystrophie ? Bien que la ligature de la carotide supprime l'irrigation de presque toute la moitié de la tête (sauf les centres), je crois que le rétablissement de la circulation par les anastomoses riches aux confins des zones artérielles des branches carotidiennes, avec le système des vertébrales, de l'oph·

talmique et de la carotide opposée, serait toujours suffisant pour assurer la nutrition des lambeaux mous et osseux.

En tous cas, les deux malades de Ricard n'ont pas eu le moindre trouble trophique du côté des lambeaux.

Au contraire, la nécrose osseuse, qui est notée dans les observations de Krause, Keen, etc., est apparue chez les opérés qui n'avaient pas subi de ligature préliminaire de la carotide.

2° Temps. — *Incision des téguments*. — Elle se fait en forme de boucle d'oméga. Elle commence en arrière sur l'apophyse zygomatique, au niveau du bord supérieur, au point qui correspond au tubercule zygomatique. Elle monte d'abord verticale au niveau de la tempe et se développe ensuite par-dessus le pavillon de l'oreille en faisant un ventre postérieur. Elle se recourbe en avant, traverse la région pariétale inférieure, redescend, en faisant un ventre antérieur, vers l'apophyse orbitaire externe, mais s'arrête en avant un peu au-dessus de la zygomatique, dont il ne faut pas voir le bord supérieur. Ainsi sont respectés les filets du facial qui croisent la zygomatique vers son extrémité malaire pour aller innerver le demi-anneau inférieur de l'orbiculaire des paupières. Les filets de l'orbiculaire supérieur sont fatalement sectionnés par l'arche de l'incision ainsi que les filets frontaux du facial. Les inconvénients qui résultent de ces paralysies nerveuses sont d'importance secondaire. La partie d'orbiculaire restée saine suffit à l'occlusion de la paupière. L'esthétique est peu modifiée pour les malades, qui ne perdent pour la mimique que le jeu du frontal et du sourcilier du côté opéré. Le lambeau a les dimensions suivantes en moyenne : sa hauteur est de 6 centimètres ; sa largeur au pédicule, de 40 millimètres ; sa largeur maxima, de 5 centimètres.

Le bistouri, dès son premier passage, traverse tous les plans mous de la fosse temporale et arrive sur le plan osseux : peau, tissu cellulaire sous-cutané, aponévroses et muscle temporal sont ainsi traversés.

Les deux lèvres de l'incision s'écartent légèrement ; au besoin avec la rugine on décolle un peu sur l'os, de façon à transformer la simple ligne d'incision en une surface rubannée qui découvre le crâne. Le périoste est soigneusement détaché de l'os dans

la même étendue, mais il faut avoir bien soin de ne pas faire
ce décollement exagéré, surtout du côté de la lèvre interne : sans
cette précaution, on aura après la trépanation un lambeau qui ne
tiendra aux tissus mous que par sa zone centrale, ce qui diminue
sa vitalité future et ce qui rend son adhérence au périoste si fragile que la plus légère traction le fait sauter et le détache tout à
fait (Ricard, Terrier).

Ces premiers actes opératoires se font sans hémorragie à crain-
dre à cause de la ligature de la carotide; si, du reste, quelques artères saignent par leur bout éloigné, une pince les hémostasie.

3ᵉ Temps. — Il correspond à la section de l'arc zygomatique. De
la racine postérieure de cet arc, où naît l'incision des téguments,
bien mise à nu, la rugine glisse sur le versant externe de la zygomatique qui est dénudé, puis sur le versant interne. Cette dénudation des faces se fait très aisément.

En avant, la découverte de l'arc zygomatique est un peu plus
délicate parce que la queue de l'incision ne descend pas jusqu'à
découvrir l'os, si l'on a voulu protéger les filets orbiculaires infé-
rieurs du facial. Il faut la faire en décollant les téguments d'arrière en avant. Il est facile, en suivant le bord postérieur de
l'apophyse orbitaire, d'arriver à l'insertion du zygoma : il suffit
d'en dénuder l'arête et en partie le versant postérieur. Il faut
prendre garde, pendant cette dénudation, de faire des échappées
en bas et en arrière, derrière le malaire ; on dérape très facilement, et la rugine fait une fausse route qui peut ouvrir des veines
et entraîner une hémorragie. Je repousse l'emploi de la scie pour
réséquer la zygomatique, parce qu'elle nécessite une découverte
trop étendue de l'os. La pince coupante est rejetée par certains
chirurgiens parce qu'elle fait des éclats ; c'est elle qu'a employée
sans encombre Ricard dans son opération. Je crois que l'instrument le plus simple et le plus insinuant est un simple ciseau étroit
et à lame mince : c'est celui que j'ai toujours employé avec plein
succès sur le cadavre.

En arrière, sa tranche est placée sur le bord supérieur de la
zygomatique obliquement et en avant. Il ne faut pas aller trop en
arrière : le danger est d'ouvrir en ce point l'articulation temporo-
maxillaire.

Aussi faut-il bien s'assurer que l'on est en avant d'elle, en dehors de la fourche des deux racines zygomatiques : le doigt reconnaît le condyle maxillaire ; ce repère bien établi, le ciseau est placé obliquement, et un coup de maillet, sans violence, sectionne ordinairement du premier coup l'arc zygomatique. Ainsi celui-ci est sectionné suivant un plan oblique en bas et en avant. A la partie antérieure, on ne court aucun danger. Le ciseau suit l'arête de l'apophyse orbitaire et du malaire, et quand il s'arrête à l'angle du zygoma et du corps du malaire, je l'incline en arrière : un coup de maillet sectionne, suivant une obliquité opposée à la section postérieure, la racine antérieure du zygoma. L'arc est donc détaché en coin comme une clef de voûte. La mobilité du fragment indique que les sections ont bien été complètes. Ce fragment a ordinairement 3 centimètres d'étendue.

4e Temps. — *Trépanation cranienne.* — Elle se pratique par le procédé le plus familier au chirurgien et d'après sa richesse en instruments spéciaux.

Le ciseau qui suffit à tout est encore, au demeurant, l'instrument le plus pratique. Sur le chemin même qui lui est tout tracé par l'écartement des lèvres de l'incision, l'os est attaqué par petits coups : un premier sillon marque la trace ; il doit plonger ses deux extrémités aussi bas que possible dans la fosse temporale. Le conseil le plus utile à suivre dans ces temps opératoires est de conserver son ciseau toujours bien oblique, très oblique par rapport à la surface osseuse : le ciseau ne doit pas entrer par une brèche directe de l'os ; il doit entamer le crâne d'autant plus obliquement qu'on le soupçonne peu épais ; ainsi les éclatements de la zone temporale, si fragile, sont évités, et il n'arrive pas de faire dans la masse encéphalique des échappées funestes. Dans les parties inférieures du volet osseux, le ciseau doit être extrêmement léger : on sait que c'est sur le sphénoïde et le temporal une région si mince qu'on voit le jour à travers. Dans la partie haute du volet, le choc du maillet peut être plus énergique. Son œuvre doit s'achever en haut et en arrière et n'attaquer qu'ensuite la paroi cranienne en avant : c'est en avant, en effet, qu'il risque de défoncer le canal osseux des vaisseaux méningés antérieurs dont une veine communique largement parfois avec le sinus de Breschet. Si une hémorragie doit ainsi se produire, ce sera du moins à la fin de la préparation du volet osseux.

Lorsque, en effet, le fragment osseux a été sculpté suivant le tracé de l'incision tégumentaire elle-même, un élévateur est introduit sous la partie haute du volet et, par une série de petites pesées, ne tarde pas à fracturer sa base ; la ligne de fracture se fait horizontale vers la partie inférieure de l'écaille.

Le lambeau constitué à la fois par les parties molles et par l'os est rabattu en bas, sur la joue. Comme la rondelle d'os se décolle aisément du périoste qui la porte, il faut la traiter avec ménagements ; sinon elle « saute au nez ».

Le crâne est ouvert : si les vaisseaux méningés contenus dans un canal osseux ont été déchirés et saignent, l'hémostase en est faite sur le champ sous le contrôle de la vue. Les bords de la trépanation sont régularisés à la pince-gouge ; il faut avoir bien soin d'enlever toutes les parcelles, toutes les aiguilles, tous les éclats osseux qui peuvent avoir été produits par le ciseau ; ils constituent à la surface dure-mérienne des corps aisément pénétrants qui, sous le frottement d'un simple tampon, peuvent déchirer la membrane fibreuse et venir ouvrir les espaces sous-arachnoïdiens, à moins même qu'ils ne lèsent la substance cérébrale.

Le volet de trépanation, par rabattement, se réfléchit sur le zygoma comme sur une poulie ; le muscle temporal, au-devant de l'orifice cranien, fait ventre en ce point de réflexion, de telle sorte que l'orifice de trépanation en bas semble loin situé au fond d'une fosse dont le muscle constitue la margelle. Mais le zygoma sectionné antérieurement est mobilisable : un coup de pouce de dedans en dehors sur la saillie du temporal, et l'on voit l'arc osseux se luxer en bas, s'effondrer et tomber d'un bon centimètre : la base de l'écaillé temporale apparaît alors tout à fait dégagée.

Une compresse enveloppe le lambeau temporal, maintenant bien abaissé et exactement appliqué sur la joue, peau contre peau. L'on constate alors que la fracture de l'écaille qui s'est faite à hauteur du zygoma n'a pas porté au niveau de la ligne où le plancher de la fosse cérébrale se relève en paroi externe, mais un peu audessus, à un bon centimètre : il faut, à tout prix, réséquer cette portion de paroi externe qui fait vers la base comme un seuil, comme le rebord d'une cuvette. Elle se dénude sans difficulté, et la pince-gouge a vite fait la besogne de destruction, car l'os n'est pas du tout résistant.

Ainsi, il faut réséquer franchement jusqu'à la crête sous-temporale, mais rester en dehors des attaches du ptérygoïdien ; c'est surtout en arrière que cette résection doit être consciencieuse. C'est en arrière, en effet, que s'amorce le chemin direct vers le Gasser.

5e TEMPS. — *Décollement de la dure-mère.* — Avant de commencer ce temps opératoire il faut mettre le malade en position renversée de la tête. Un aide pousse le tronc de l'opéré, et, de soi-même, la tête se renverse dès qu'elle a dépassé le plan du lit.

Le décollement de la dure-mère du plancher de la fosse cérébrale se fait généralement sans difficulté; quelquefois, c'est certain, des sujets offrent une résistance marquée à cette opération. Je pense, d'après les observations antérieures et d'après celles de Ricard, que les décollements difficiles sont ceux qui s'accompagnent plus volontiers d'hémorragie, les émissaires innominées de la base étant sans doute en partie une cause d'adhérence et d'hémorragie à la fois. Cependant un instrument mousse, sinon le doigt, suffit le plus généralement à relever du plancher de la fosse moyenne le feuillet dure-mérien. Il faut décoller franchement sur toute l'étendue de la fosse et non point seulement un étroit tunnel central; outre que cela fait plus large la voie d'approche du ganglion, j'ai idée (je n'ai pas pu faire des expériences projetées sur ce point) que le lobe temporal du cerveau ne s'accommode pas plus mal d'une large pression répartie sur la base que d'une compression très limitée et profonde en une zone restreinte.

Le décollement se fait lentement pour permettre au liquide céphalo-rachidien de s'accommoder à l'augmentation de pression intracérébrale; l'écarteur de Poirier tient le cerveau récliné à mesure que le décollement progresse. L'accommodation par déplacement du liquide doit bien être effective, parce que, sur le cadavre frais et sur le vivant, alors que, au début de l'opération, la dure-mère est bien tendue, comme sous pression, l'on remarque vers la fin, lorsque l'action d'un écarteur a été prolongée, qu'elle reste flétrie, ridée. Cette action était si manifeste sur le premier opéré de Ricard qu'il semblait que l'écarteur eût fait une dépression profonde, définitive dans la masse encéphalique, et nous n'étions pas sans inquiétude sur le réveil des fonctions cérébrales. L'opéré n'éprouva pas le moindre trouble psychique, sensitif ou moteur. Le décollement de la dure-mère doit mener sur le premier repère du plancher de la fosse : le trou petit rond ou sphéno-épineux, lieu de passage des vaisseaux méningés.

Ce repère est nécessairement trouvé ; il suffit de suivre une branche de ces vaisseaux méningés qui sont soulevés avec la dure-mère et très visibles toujours, pour qu'elle mène sûrement au trou sphéno-épineux. La dure-mère est bien désinsérée du pourtour osseux, sur les faces du pédicule vasculaire. Que la méningée ait ou non un manche à sa fourche, peu importe puisque sa ligature est inutile. De la pointe du bistouri, enfoncée dans l'infundibulum du trou sphéno-épineux, le pédicule vasculaire est sectionné : cette section doit se faire plutôt dans le trou qu'au ras de la dure-mère pour éviter que cette membrane ouverte ne laisse écouler du liquide céphalo-rachidien. A la vérité, pareil accident est sans gravité et ne gêne pas longtemps l'opérateur ; l'écoulement diminue vite de lui-même. Il peut arriver, comme sur l'opéré de Ricard, que, le pédicule sectionné, l'on voie le foramen saigner. Cette hémorragie, sans doute rétrograde, vient du plexus ptérygoïdien : un petit bout de gaze ou quelques brins de catgut l'arrêtent vite et bien.

Si du plancher de la fosse émergeait une éminence osseuse, comme celle que j'ai décrite au chapitre anatomique, un coup de ciseau à la base de cette apophyse saillante rétablirait le plan du plancher cérébral. Du trou sphéno-épineux la découverte du trou ovale est chose facile : il est juste en avant et en dedans du petit rond ; quelques millimètres séparent les deux orifices. Souvent les manœuvres du décollement dure-mérien au trou de la méningée moyenne ont spontanément découvert la face supérieure du maxillaire inférieur ; il suffira, en tous cas, de quelques débridements de la sonde cannelée en bonne place, pour mettre à jour la branche nerveuse ; en tirant sur la dure-mère avec une pince à dissection, on la voit du reste faire quelques plis qui convergent vers l'orifice. Lorsque la 3e branche a été découverte, le temps le plus important et le plus délicat va commencer : la libération du ganglion.

Jusqu'ici, dans les cas favorables, l'opération a pu se faire sans la moindre hémorragie. Il arrive cependant exceptionnellement que quelques veines, qui sont supérieures au ganglion et traversent dans la dure-mère la fosse cérébrale, aient dû être décollées en même temps que la fibreuse ; leur séparation d'avec l'os a toujours été possible sans rupture dans les cas où je les ai rencontrées sur le cadavre, et, sur le cadavre d'amphithéâtre cependant, le décollement de la dure-mère m'a paru toujours plus difficile que sur le cadavre frais ou sur le vivant. C'est une de ces veines qui a été pour un opéré de Lexer une cause d'hémorragie ; dans un second cas, il put décoller la fibreuse sans déchirer le vaisseau. L'écarteur du reste, suffirait, je crois, par sa pression à arrêter le sang de cette source. Mais plus souvent il existe de petites émissaires innominées qui pénètrent dans des trous de l'os : ce sont ces veinules qui saignent dans le décollement dure-mérien. Mais ce n'est que pluie d'orage : une compression de quelques instants arrête le sang qui serait négligeable par sa quantité, s'il n'était gênant par l'obstacle qu'il met à la vue de la région.

6e Temps. — *Libération du ganglion.* — Le nerf maxillaire inférieur découvert, il faut glisser le long de sa face supérieure ; quelques millimètres de découverte et l'on arrive au bord inférieur du ganglion. Ce qu'il ne faut pas faire, c'est sectionner tout de suite la 3e branche ni même dégager sa face postérieure ; ce serait ouvrir les grosses veines émissaires du trou ovale.

De la base de la 3e branche, on se dirige en avant, et un peu en dehors le long de la 2e branche, vers le trou grand rond en restant lans le sinus de 30°, qui sépare les 2 branches nerveuses. Les deux racines afférentes découvertes, on libère la face supérieure du Gasser. Cette préparation se fait au bistouri et à la pince de dissection, dans la grande majorité des cas. C'est la face supérieure du maxillaire inférieur, à laquelle il faut revenir, qui est le fil conducteur ; le maxillaire supérieur est dangereux ; il mène vers le sinus. A l'origine de la 3e branche, on constate que la dure-mère ne se laisse plus décoller : c'est le bord inférieur du ganglion. Tandis que l'écarteur soulève le cerveau et tend la dure-mère, la pointe du bistouri en dédolant isole la couche fibreuse de la formation gasserienne ; il ne faut pas s'attendre à voir chaque fois le ganglion apparaître nettement reconnaissable ; presque toujours il reste sur le Gasser une couche fibreuse grisâtre, qui dépasse en dehors ses limites et se perd sur le rocher par-dessus l'hiatus de Fallope. En continuant la dissection de la fibreuse, après 5 ou 6 millimètres de libération du ganglion, on constate que l'adhérence de la dure-mère est encore plus solide. Il ne faut pas pen-

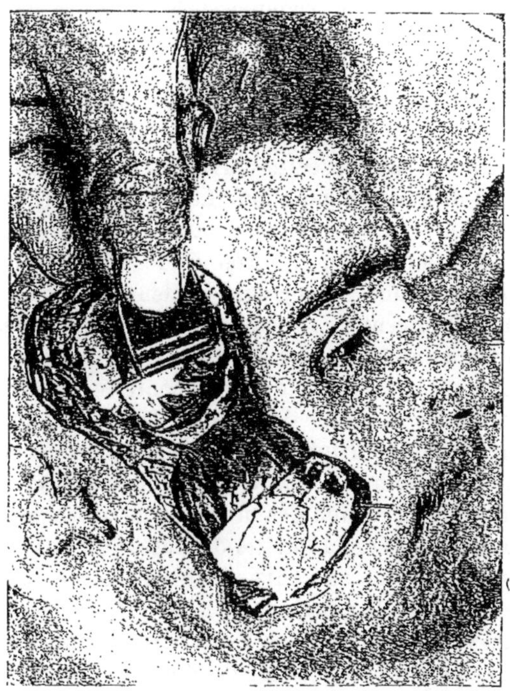

Fig. 3. — La découverte du Gasser (d'après une photographie).

dant cette dissection aller vers le bord interne du ganglion ; il faut de préférence se diriger toujours en arrière, vers la racine du trijumeau qui est dans l'axe de la 3° branche.

Lorsque l'on est arrivé à découvrir une partie du ganglion, et que l'on a rencontré la zone d'adhérences maxima de la dure-mère, il ne faut pas se laisser entraîner à disséquer au delà le feuillet dure-mérien : il faut diriger la pointe du bistouri comme pour entamer le tissu du ganglion lui-même ; on est tout surpris de pénétrer dans une petite cavité, où l'on tombe sur le plexus du trijumeau : on est dans le canal de la racine afférente ; il s'écoule alors un peu de liquide céphalo-rachidien.

Jusqu'ici, on peut ne pas avoir ouvert le moindre vaisseau et tout s'est fait sous le contrôle de la vue. La racine du trijumeau, qui est très isolée, très reconnaissable, est prise dans une pince ; la plus légère traction arrache le nerf sur une étendue de plusieurs centimètres, quelquefois jusqu'à son émergence de la protubérance. Alors seulement le ganglion va être libéré sur son bord externe, ce qui est sans aucun danger, et sur sa face profonde ; la sonde cannelée suffit à cette œuvre ; il existe comme une bourse séreuse au-dessous du ganglion. Les branches III et II sont sectionnées au niveau de leur pénétration dans leurs trous respectifs. Cette section, au niveau du trou ovale et même du trou rond, amène souvent une hémorragie veineuse abondante. Même, si à partir de ce moment de l'opération l'hémorragie obstruait totalement la vue et résistait à un tamponnement, la résection du ganglion pourrait être complète sans le contrôle de l'œil : une pince fixant le Gasser au point d'union de la racine afférente, permet d'arracher le ganglion qui n'adhère plus que par son bord interne et sa racine ophtalmique. Mais c'est là un pis aller. Si, comme il arrive souvent, la section des branches ne provoque pas d'hémorragie, la dissection de la totalité du Gasser est possible. Libéré au niveau de la racine afférente, au bord exerne, au niveau des branches III et II, le ganglion est disséqué d'arrière en avant, du trijumeau vers l'ophtalmique. En arrière, il faut suivre de près la substance nerveuse pour éviter l'abducens et pour éviter le sinus A mesure que l'on marche en avant vers la racine de l'ophtalmique le danger augmente encore ; si au niveau du bord interne le ganglion se juxtapose au sinus, plus en avant, sa branche I entre dans la cloison même du sinus, et la dissection en est impossible sans ouvrir fatalement la formation veineuse. Les rapports avec l'abducens lui-même et les autres nerfs moteurs deviennent encore plus intimes à mesure que le nerf ophtalmique se rapproche de la fente sphénoïdale.

Lors donc que l'on a libéré le bord interne du ganglion dans sa

totalité, il ne tient plus que par le pédicule supérieur de l'ophtalmique. Sans essayer la dissection au loin de la branche, il suffit
de tirer sur la masse ganglionnaire : le ganglion s'arrache à la
branche ophtalmique.

Si lors de ce temps opératoire le sinus se déchirait, un tamponnement prolongé à la gaze aseptique en serait pratiqué. Il pourrait être laissé à demeure pendant 48 heures environ, si l'hémostase était particulièrement pénible. Je n'ai pas trouvé d'opérateur
qui ait eu l'idée d'ajouter à l'action mécanique d'un tamponnement celle d'un médicament hémostatique tel que l'adrénaline.
Du reste, dans la grande quantité d'observations publiées, il en
est un nombre considérable où l'hémorragie a été violente. Parfois elle dut faire interrompre l'opération. Jamais elle ne fit mourir
brutalement le malade sauf celui de Kœnig. Dès que le cerveau
est retombé à sa place, le sang s'arrête sur un tamponnement qui
provoque aisément des thromboses hémostatiques dans les espaces caverneux du sinus.

7ᵉ TEMPS. — *Sutures.* — L'exérèse gasserienne terminée, le cerveau est délivré de l'écarteur. Un petit drain arrive au sommet de
la fosse cérébrale et empêche sous le cerveau toute accumulation
de liquides. Si tout va bien, ce tube sera enlevé au bout de 48 heures.
Il vient sortir au-dessus du zygoma, à un des angles du lambeau.

La restauration de la plaie opératoire se fait très aisément.

L'arcade zygomatique est réduite à sa place normale et, grâce à
l'obliquité contraire des sections, cette réduction se maintient
durable. L'action tonique des muscles, qui tendrait à la dépla-
cer, est nulle, puisque la branche motrice du trijumeau est toujours arrachée avec la branche sensitive. Il est inutile de faire des
sutures osseuses, d'autant que le lambeau tégumentaire contribue
encore heureusement à fixer l'arc zygomatique. Les sutures des
téguments se font suivant le mode habituel au chirurgien. Un
pansement occlusif protège l'œil. Dans le service de Ricard,
l'on s'est contenté de faire pour l'œil correspondant au côté malade
un pansement propre indépendant du pansement de la tête. Les
jours suivant l'opération, ce pansement oculaire était levé aisément pour permettre la surveillance et les lavages de l'œil. Nul
accident infectieux du côté de l'œil ne survint.

OBSERVATIONS

Obs. I (personnelle, recueillie dans le service de M. Ricard).

W..., Pierre, 58 ans, peintre en bâtiments.
Antécédents héréditaires et personnels muets.

En 1894, douleurs au niveau d'une dent cariée (2° molaire inférieure gauche), qui est extirpée. Immédiatement après cette exérèse la douleur s'installe locale, survenant par crises très violentes et persistant dès lors pendant plusieurs mois. Un choc, la parole, etc., la réveillaient.

Pendant 5 ans, les phénomènes douloureux persistent, malgré toutes les tentatives thérapeutiques (morphine, chloral). Le malade ne mange qu'avec difficultés ; il en est réduit à ne pas parler, sa vie devient une torture ; il perd la mémoire, puis tombe dans un état voisin de la démence.

Il jy a 3 ans, première intervention dans le service : trépanation du maxillaire inférieur et section du dentaire inférieur. Pendant 6 mois les douleurs sont calmées.

A la fin de 1900 (6 à 7 mois après l'intervention), les crises étaient revenues avec leur caractère d'intensité primitive. Avulsion des deux dernières molaires. Accalmie immédiate persistant pendant 6 mois. Puis récidive.

En janvier 1902, nouvelle intervention par M. Ricard. Résection du nerf maxillaire inférieur à la sortie du crâne. Le malade ne souffre plus jusqu'en août 1902. Au cours d'un repas, brusquement, la douleur réapparut.

Le malade entre dans le service en octobre. Il se présente dans une attitude caractéristique : il n'ose pas parler ; il s'exprime par gestes, ne se résolvant qu'à desserrer à peine les dents pour dire lentement, péniblement quelques paroles difficiles. Il mange à peine, la mastication lui étant cause de douleurs atroces. Il a toujours sa tête enveloppée de linges ; il reste continuellement immobile.

La résection du ganglion de Gasser est décidée ; le malade, malgré les dangers de l'opération, l'accepte avec enthousiasme. Il est purgé, rasé, lavé la veille. Son œil gauche est désinfecté avec soin, lavé à l'eau boriquée.

Le 21 octobre 1902, intervention par M. Ricard. Chloroforme. Ligature préliminaire de la carotide externe. Elle demande quelques minutes à peine. Lambeau temporal sus-zygomatique. Trépanation de la fosse temporale en conservant un volet osseux. La trépanation est essayée avec des fraises, mais finalement elle est pratiquée plus aisément et plus vite avec un simple ciseau. Le volet osseux fracturé à la base et les tissus mous sont rabattus ensemble sur la joue (l'apophyse zygomatique a été réséquée antérieurement), mais au cours des manœuvres consécutives la rondelle osseuse se détache et tombe. Le malade est mis en position tête déclive. La dure-mère est décollée, le trou petit rond découvert. La pointe du bistouri y sectionne le pédicule vasculaire, qui saigne, au niveau du trou, par les veines méningées probablement. Un petit bout de gaze est tassé dans le trou et fait l'hémostase. Le nerf maxillaire inférieur est découvert, puis le supérieur ; la dure-mère se décolle avec une extrême facilité de la face supérieure du ganglion, qui est alors accessible à la vue, pour tous les assistants, depuis le tronc jusqu'à sa bifurcation. A ce moment l'écarteur cérébral semble avoir été profondément enfoncé faisant une rétraction en sillon à la base de l'encéphale ; enlevé, les tissus nerveux recouverts de la dure-mère restent déprimés à son niveau : l'écarteur a fait son lit. Le ganglion saisi avec une pince est séparé, au bistouri, tour à tour des maxillaires supérieur et inférieur et même de l'ophtalmique. L'hémorragie n'a pas été abondante. Le tronc du V est arraché en partie quand le ganglion est extrait en entier. Léger écoulement de liquide céphalo-rachidien. L'opération a été extrêmement brillante et a duré 27 minutes.

Drain jusqu'au sommet de la fosse cérébrale émergeant au niveau de l'angle antérieur du lambeau.

Sutures des téguments. Pansement occlusif de l'œil.

Après l'intervention, l'examen de la sensibilité a montré que sur la muqueuse de la narine droite elle était intacte. A gauche elle était considérablement émoussée, ainsi que sur la face muqueuse de la joue. Mais elle réapparaît en partie dès que l'on explore la zone de transition entre la muqueuse et la surface des lèvres. La cornée est complètement insensible le lendemain de l'opération. Cette anesthésie s'atténue et disparaît au 3e jour. Du côté des téguments la sensibilité est diminuée dans toutes ses modalités sur les territoires du maxillaire supérieur et de l'ophtalmique. Le point d'anesthésie le plus marqué, sans qu'il y ait anesthésie complète, correspond à l'épanouissement du nerf mentonnier.

Localement les suites opératoires furent des plus simples. Le drain fut enlevé au bout de 48 heures. L'œil fut lavé à l'eau boriquée et protégé par un pansement occlusif. Il n'y eut pas de troubles cornéens, sauf un jour un peu de diminution de l'éclat de la cornée. Les douleurs ont totalement disparu, et le malade, devenu maintenant loquace, pour manifester sa joie trouve le moyen de s'énivrer 4 jours après son opération. Il sort du service le 31 octobre, apparemment complètement guéri.

Examen du ganglion enlevé, par le docteur Dominici. — Microscopiquement la pièce enlevée est de la forme et des dimensions du ganglion de Gasser.

Fixation à l'acide osmique. Coloration par l'éosine à l'eau à 4 p. 100 et bleu de tioliudine.

Examen microscopique : Sur les coupes les cellules ganglionnaires ont l'aspect de sphères volumineuses à protoplasma teinté de vert, à noyau bleu, centré par un nucléole violacé. Çà et là, un amas de pigment se détache en jaune sur le protoplasma verdâtre.

Les nerfs présentent un liséré noir de myéline bordant un cylindraxe incolore. Le tissu conjonctif interstitiel est coloré en rose.

Il n'existe aucune apparence de dégénérescence soit des cellules ganglionnaires, soit des nerfs qui entrent en connexion avec elles. Les gros rubans fasciculés nerveux intermédiaires aux cellules ont un aspect normal. Çà et là, la gaine endothéliale de certaines cellules nerveuses semble un peu épaissie. Les vaisseaux sont gorgés de sang, mais cette congestion ressortit peut-être à la chloroformisation. En somme, dans les parties de ganglions que nous avons examinées jusqu'ici, il n'existe aucune altération manifeste des tissus nerveux et conjonctivo-vasculaires.

Obs. II (personnelle, recueillie dans le service de M. Ricard).

D..., Désirée, 55 ans, cultivatrice.

Son histoire pathologique se résume dans sa maladie actuelle. Ses antécédents héréditaires sont à peu près muets : son père est mort à 70 ans, sa mère à 80 ans.

La malade ne peut préciser la date du début de sa maladie. Elle se souvient qu'au moment de la moisson, il y a une dizaine d'années, elle fut prise dans les champs, vers le milieu de la matinée, de douleurs violentes, paroxystiques, le long de la mâchoire inférieure droite. Pendant 3 ours et 3 nuits la malade souffrit avec, par intervalles, des paroxysmes douloureux qui duraient une demi-heure. La malade crut à une vulgaire rage de dents et ne se soigna pas. Quelques mois plus tard, nouvelle crise douloureuse, mais moins violente que la première ; les paroxysmes en sont précédés d'une sensation de fourmillements en avant de l'oreille et durent un quart d'heure ou une demi-heure ; une fois, pendant 17 heures consécutives, la malade a souffert atrocement ; la nuit semble exaspérer les souffrances. La fin de la crise n'est pas brusque : les douleurs s'atténuent peu à peu ; elles laissent la malade fatiguée avec des bourdonnements constants de l'oreille droite. Deux ans plus tard, apparaissent de nouvelles séries de crises au printemps d'abord, puis en automne. Elles ont été désormais toujours régulières, bisannuelles. Pendant l'état de mal une multitude de causes réveillent l'accès : la mastication, un cri, un bâillement, une lumière trop vive, un bruit un peu trop fort..., tout est raison de paroxysme douloureux. La malade, dans la crainte de réveiller sa crise, vit dans l'immobilité, l'isolement le plus complet, toujours dans une demi-obscurité, sans parler, sans même oser manger. Des médecins consultés donnèrent tous les antinévralgiques de la pharmacopée, sans succès. En février 1899, réapparition de la crise, très violente, qui dure six mois sans aucune journée de répit complet. Toutes les fois que la malade ouvre la bouche, la crise réapparaît. La morphine à hautes doses est essayée en vain. Pendant un certain temps, cependant, la malade a été dans un état de coma dont elle n'a jamais su la durée.

La morphine est alors supprimée, et il est pratiqué, sur toute la moitié droite de la face, dans les régions temporale, malaire, et le long des branches du maxillaire inférieur, des séries de pointes de feu : si bien que la malade présente aujourd'hui une moitié de face criblée de cicatrices comme celles d'une variole confluente. Pendant 2 mois, au cours de cette crise, la malade a été sourde. En 1900-1901, nouvelles douleurs pendant le printemps et au cours de l'automne.

En 1902, au cours de l'année, début brusque d'une crise, qui dure pendant 2 mois, surtout localisée le long de la machoire inférieure.

Au mois d'août 1902, les douleurs s'étendent et se manifestent au-dessous de l'œil, dans la région malaire; elles s'irradient jusque dans l'aile du nez.

Quelque temps après, la région droite du front est elle-même le siège d'élancements extrêmement pénibles.

La malade fut sur ces entrefaites soignée (février 1903) par un dentiste qui fit un nettoyage des dents et pratiqua l'extraction d'une molaire cariée. Un médecin simultanément soignait la gingivite de la malade et lui faisait pratiquer des lavages de la bouche au sublimé.

Ce traitement local ne servit à rien. Et les douleurs réapparurent toujours aussi vives et aussi étendues.

C'est alors que la malade se décide à entrer dans le service de M. Ricard (avril 1903). La malade se présente avec une attitude peureuse, contenue, redoutant que la moindre excitation soit la cause d'un réveil douloureux. Elle a les traits tirés, la tête amplement enveloppée de linges, elle parle les dents serrées, lentement, sans jeux de physionomie. Toutefois, le récit de sa maladie a une éloquence toute particulière quand elle décrit la torture physique de ses crises et la torture morale que lui donne la crainte de leur retour. Elle réclame ardemment une opération, quels qu'en doivent être le résultat ou les suites. Elle a un peu d'hypothermie. Température axillaire entre 36°,2 et 36°,4. La malade n'offre pas de stigmates d'hystérie. La mobilité et la sensibilité générales sont normales. Dans le territoire même du trijumeau droit la sensibilité est normale.

Le diagnostic de névralgie du trijumeau étendue aux trois branches est posé sans hésitation, et la résection du ganglion de Gasser proposée.

Opération le 7 mai 1903, par M. Ricard. Aide, M. Prat. Anesthésie, M. Hovelacque.

L'anesthésie, commencée au chloroforme, est mal supportée par la malade; elle devient pâle, méditant une syncope prochaine. L'anesthésie est alors continuée à l'éther.

La malade est en position normale. Ligature de la carotide externe, sans incident.

Toutefois les rapports de l'hypoglosse sont un peu anormaux : la carotide externe est reconnue à son bouquet de collatérales et liée au catgut.

Incision des téguments à la région temporale partant des deux extrémités de l'arc zygomatique et remontant en boucle d'oméga, à 3 travers de doigt au-dessus du zygoma. Le sillon de section osseuse est pratiqué à la gouge et au maillet. Le crâne est extrèmement épais. Lorsque le lambeaux osseux est bien limité, sauf au niveau de sa base, et séparé du reste du crâne, un levier pèse sur lui de dedans en dehors et le fracture tout le long de sa base. L'artère méningée moyenne passait dans un canal osseux : elle fut donc déchirée, mais elle ne saigna pas. Les veines méningées antérieures saignent un peu. Une pince coupante sectionne l'arcade zygomatique à ses deux extrémités. L'arc, mobilisé, est poussé vers le bas. Pour éviter que le volet osseux ne se détache du lambeau rabattu, celui-ci est entouré d'une compresse qui est fixée par des pinces.

La dure-mère est peu à peu décollée de la base du crâne, l'encéphale fait hernie et est tendu. Une pince-gouge résèque le rebord osseux de la base jusqu'à la crête sous-temporale. A ce moment, la malade est mise en position tête déclive, la dure-mère est décollée pas à pas ; l'écarteur de Poirier la récline à mesure. Après la section des vaisseaux méningés, il s'écoule un peu de sang veineux par le trou sphéno-épineux. Mais cette hémorragie n'est nullement gênante. Le nerf maxillaire inférieur n'est pas nettement dégagé, parce que le ganglion est tout de suite découvert à la racine du maxillaire supérieur. Ce nerf est dégagé et entraîne la dissection vers le trou grand rond. La face supérieure du ganglion n'est pas dégagée ; le nerf II est dégagé au bistouri. Pendant cette manœuvre la dure-mère est ouverte et il s'écoule du liquide céphalo-rachidien, d'abord en assez grande quantité, puis bientôt sans importance. Comme la dissection est continuée vers le bord interne du ganglion, bientôt arrive un flot de sang noir de grande abondance, que le tamponnement ne peut arrêter d'abord. Gêné par le sang, M. Ricard, pour essayer de dégager le Gasser, sectionne la 2e branche au bistouri : l'hémorragie redouble. Grâce à la déclivité de la tête, le ganglion peut être aperçu entre deux tamponnements ; une pince à forcipressure le saisit et tente l'arrachement. Il ne vient que des débris insignifiants de tissu nerveux. Cependant l'hémorragie est toujours considérable dès que le tampon est enlevé et menace de nécessiter l'interruption de l'opération. La malade alors est remise la tête haute, pour décongestionner l'extrémité céphalique, et le tamponnement est continué. Au bout de quelque 10 minutes, l'hémorragie est très diminuée. Un petit bout de compresse est heureusement placé contre la région du sinus et maintenu comprimé par une pince. L'hémorragie s'arrête.

En revenant alors en arrière, la 3ᵃ branche du trijumeau est découverte et sectionnée. Cette section n'amène pas d'écoulement de sang. En allant encore plus en arrière, le tronc du V est lui-même découvert. Une pince le saisit et sans difficulté l'arrache. Il vient sur une longueur de 2 centimètres au moins du côté de la protubérance. Il ne s'écoule pas de liquide. Le ganglion est alors enlevé, mais comme la libération de la face supérieure n'avait pas été faite dès le début et que, lorsqu'elle fut essayée après la section des branches, elle fut pour ainsi dire impossible parce que le ganglion mobile et collé à la dure-mère se relevait avec elle, l'arrachement du ganglion à la pince, fait par morcellement, n'a pas peut-être histologiquement enlevé toute la masse nerveuse.

La mèche hémostatique est laissée en place.

Le cerveau, qui au début était bombant, reste maintenant déprimé après l'ablation de l'écarteur.

Le lambeau osseux et mou est relevé ; la mèche de drainage sort par un angle du lambeau. Les téguments sont suturés par un surjet de catgut. Pansement avec occlusion de l'œil.

La malade est extrêmement faible. Pas de strabisme apparent. Son pouls, qui au cours de l'opération était devenu à un moment très lent, est extrêmement petit et rapide. Apparence de shock. Sérum. Caféine. Boules chaudes, etc. La malade finit par se remonter. Le soir, T., 36°,8.

Le 8 mai : P., 123, petit. T., matin, 36°,8 ; le soir 37°,6. La moitié de la face du côté opéré est absolument anesthésiée. La narine correspondante est insensible. La muqueuse buccale est insensible, de même que la cornée.

Paralysie du moteur oculaire externe. Myosis.

Le 9 mai : P.; 102, bien frappé. T., matin, 36°,8 ; T., le soir, 37°,8. La malade se plaint de céphalalgie violente, surtout frontale ; elle entend mal.

Le 10 au matin, T., 36°,6 ; le soir, T., 37°,6. Pansement. Un flot de sang et de liquide céphalo-rachidien mélangés s'écoule en nappe quand on enlève la mèche. Malade très faible. Même état de la sensibilité et des troubles oculaires.

Le 11 au matin, T., 36°, 2 ; le soir, T., 37°. Céphalée très violente.

Le 12 au matin, T., 39°,2 ; le soir, T., 39°,6. La malade se plaint, somnole, ne répond pas de suite aux questions.

Le 13 au matin, T., 36°,8 ; le soir, 37°,2. Pansement. La plaie ne saigne pas, mais les compresses sont imbibées de pus bleu.

Le 14 à 4 heures et demi du matin, la malade meurt sans agitation, elle est toujours dans un demi-coma.

L'autopsie n'a pu être faite.

Examen de la pièce par le docteur Dominici. — La pièce anatomique est divisée en plusieurs fragments par des sections dirigées perpendiculairement à son grand axe.. Les fragments ont été fixés, les uns par l'alcool absolu, les autres par un mélange à parties égales d'une solution d'acide osmique à 2 p..100 et d'une solution de bichlorure de mercure iodée. Les portions de ganglion fixées à l'alcool ont été colorées suivant la méthode de Nissl et ne nous ont montré aucune altération notable des cellules ganglionnaires. Celles qui ont été fixées par les solutions osmiées ne présentent aucune dégénérescence des troncs nerveux. Toutefois le ganglion nous a paru congestionné, car les vaisseaux en sont distendus par de nombreux amas de globules rouges. Quant au tissu conjonctif intermédiaire aux cellules ganglionnaires et aux faisceaux nerveux, il est épaissi en certains points et de structure dense.

OBSERVATIONS RÉSUMÉES

OBS. 3. — ABBE, communiquée à TIFFANY, *in* LEXER. — Femme 65 ans ayant subi à deux reprises la résection de la 3ᵉ branche du trijumeau droit. Opération le 12 octobre 1895, suivant la technique de Hartley-Krause. La méningée moyenne est liée dans la cavité cranienne. Au moment de la libération du ganglion, hémorragie violente qui oblige à suspendre l'opération. Nouvelle intervention le 13 octobre. L'ablation du ganglion a été incomplète. La sensibilité dans le domaine du trijumeau a été conservée en partie.

OBS. 4. — ABBE, communiquée à TIFFANY, *in* LEXER. — Femme 55 ans ayant subi une résection périphérique pour névralgie du trijumeau gauche ; opérée le 21 janvier 1895. Procédé Hartley. La destruction du ganglion a été faite à la curette. L'insensibilité de la zone du V était incomplète. Guérison.

OBS. 5. — ALLEN, communiquée à CARSON, *in* LEXER. — Femme 55 ans. Opération en juillet 1897. Procédé de Krause. Après l'intervention l'insensibilité dans le domaine du trijumeau était complète. La malade offrit une paralysie légère de la paupière. Guérison.

OBS. 6. — ANDREWS, *Int. Med. Mag. Philad.*, 1892. — Femme 65 ans. Opération le 1ᵉʳ février 1892. Névralgie droite. Antérieurement avait subi la résection des 3 branches périphériques. Gasserectomie par méthode personnelle (voie basse). Ablation du ganglion à la curette. La malade eut un léger shock post-opératoire. Guérison.

Obs. 7.—Andrews, *Int. Med. Mag. Philad.*, 1892.—Femme 60 ans. Opé ration, 1er février 1892. Méthode personnelle. Ligature de la maxillaire interne. Gasserectomie à la curette. Suites opératoires : paralysie de l'oculo-moteur commun et du trochléaire, ptosis qui guérirent. Guérison.

Obs. 8.— Andrews, *Int. med. Mag. Philadel.*, 1892.— Femme 65 ans. Opération juillet 1892. Névralgie droite. Méthode personnelle. Forte némorragie veineuse. Gasserectomie à la curette. Ophtalmoplégie totale passagère. Ulcère cornéen. Guérison.

Obs. 9. — Andrews, *Journ. am. med. ass.*, 1893. 20. 180. — Femme. Opération 7 janvier 1893. Névralgie droite, résections périphériques antérieures répétées. Méthode ptérygoïdienne. Hémorragie très forte. Ablation du ganglion à la curette. Guérison.

Obs. 10.—Angerer, *Arch. J. klin. Chir.*, 1896.— Résections antérieures 1re, 2e, 3e branches. Méthode Hartley-Krause. Ligature de la méningée moyenne. Hémorragie assez forte pendant la gasserectomie. Guérison.

Obs. 11. — Artieda, *Siglo. Medico*, 1892. — Homme 34 ans. Ablations antérieures de dents. Résection de 3 centimètres de la 3e branche. Récidive : tic douloureux. 1re opération 22 octobre 1892. Procédé de Rose. Le collapsus obligea à suspendre l'intervention. qui fut reprise deux jours après. Le ganglion fut enlevé avec un crochet. La sensibilité fut abolie dans tout le territoire du V ; à partir du 3e jour, délire, aphasie. Mort au 6e jour. A l'autopsie, méningite purulente.

Obs. 12.—Baker, *Amer. Journ. of med. scienc. Philadel.*, 1894, p. 296. — Homme 52 ans. Névralgie droite. Plusieurs résections périphériques antérieures. Opération 26 juin 1893. Procédé de Rose modifié. Ablation du ganglion à la curette. Insensibilité du V totale. Mort au bout de 48 heures de shock.

Obs. 13. — Bartlett, *Annals of Surg.*, juin 1901. — Femme 60 ans. Névralgie gauche. A subi antérieurement des extractions de dents et la résection de la 2e branche. Opération le 10 octobre 1900. Méthode de Cushing sans ligature de la méningée. Au moment de la libération dure-mérienne, hémorragie veineuse. Les jours suivants, ophtalmoplégie totale durant 4 semaines. Ulcère cornéen pendant 6 semaines. La malade guérit ne conservant qu'une diminution de la mobilité de l'œil.

Obs. 14. — Bartlett, *Annals of Surg.*, juin 1901. — Femme 50 ans. Extractions antérieures des dents. Opération le 27 novembre 1900, suivant le procédé de Cushing. Hémorragie modérée. Gasserectomie complète. Ophtalmoplégie totale passagère. Guérison avec légère diminution de mobilité de l'œil.

Obs. 15. — Bouglé, *Bull. et mém. Soc. de Chir.*, 17 avril 1901. — Femme 40 ans. Névralgie gauche depuis 12 ans. Opérations antérieures : ablations des dents.

Douleur des trois branches, continues, avec exaspération aux moindres excitations. Pas de tic. La malade exige une opération, préférant mourir que de demeurer en son état. Opération le 23 octobre 1900. Chloroforme. Méthode Doyen-Quenu-Poirier. Ligatures de temporale superficielle et maxillaire interne. Suintement du plexus ptérygoïde, aisément arrêté par tamponnement. En faisant sauter la voûte ptérygoïdienne pour se donner du jour, on entame la paroi du sinus sphénoïdal, dont la muqueuse apparaît sur une petite étendue. Les jours qui ont suivi l'opération la malade a mouché un caillot de sang.

Isolement des 3e et 2e branches. Section aux ciseaux. Le bout du nerf III est saisi avec une pince de Kocher pour mettre le ganglion à nu. Ce temps est difficile. Sang noirâtre. De plus, le ganglion est entraîné en haut par l'écarteur cérébral et fuit. Il est enlevé par fragments. Section du tronc du V. Branche I non aperçue. Fermeture. Drain.

Aspect terne de l'œil. Hypopion. Ulcus cornéen. Disparition des douleurs. Insensibilité non absolument complète à la joue et à l'angle maxillaire, sensibilité au tact. Amélioration postérieure des troubles de l'œil.

Obs. 16. — Buchanan, *Med. Review*, 25 avril 1895. — Procédé Hartley-Krause. Guérison.

Obs. 17. — Caponotto, *Policl.*, 1895, Bd II, p. 66. — Homme 20 ans. Névralgie gauche. Procédé de Rose. Au cours de l'opération le malade fait du sang par le nez et par la bouche. La recherche de la sensibilité après l'opération n'a pas été faite. Mort au 4e jour. A l'autopsie, méningite purulente. La trompe d'Eustache avait été ouverte par le trépan.

Obs. 18. — Carson, *Med. Review*, 18 mars 1899, p. 206. — Opération le 13 septembre 1898, selon le procédé d'Hartley-Krause. La méningée moyenne se déchire. Grosse hémorragie. Le ganglion a été enlevé par morcellement, mais en totalité. La zone du trijumeau est complètement insensible. L'opéré avait eu ses paupières suturées. Cependant conjonctivite passagère. Guérison.

Obs. 19. — Chambers, Communication personnelle à Tiffany. —

Homme 62 ans. Opération, 19 octobre 1895. Méthode d'Hartley-Krause. Le ganglion enlevé est complet, mais n'a pas sa branche ophtalmique intracranienne. L'insensibilité dans le territoire du V est complète Suites opératoires : céphalée pendant 3 jours. Conjonctivite. Guérison.

Obs. 20. — Chambers, Communication personnelle à Tiffany. — Homme 47 ans. Opération le 31 janvier 1894. Névralgie droite. L'auteur emploie une méthode personnelle. Soulèvement du cerveau. Curettage du ganglion. La sensibilité reste conservée dans le domaine du V. L'opéré entrait en récidive 2 jours après l'opération ; pendant 4 semaines, douleurs violentes dans le domaine du maxillaire supérieur. Guérison opératoire.

Obs. 21. — Chambers. — Homme 46 ans. Opération le 22 juin 1895. Le malade, atteint de névralgie droite, avait subi plusieurs opérations périphériques. Méthode personnelle. Curettage du ganglion. L'insensibilité ne fut pas complète. Suites opératoires : paralysie de l'orbiculaire, qui laisse une légère parésie de ce muscle. Guérison.

Obs. 22. — Chambers. — Homme, 55 ans. Opération lé 18 septembre 1895. Le malade a subi déjà plusieurs sections sur la 3e branche. Même méthode. Curettage du cavum. Insensibilité incomplète. Pendant 5 jours abattement, délire léger. Les douleurs reparurent suivant la 2e branche. Plus tard, le maxillaire supérieur fut tordu au niveau du trou grand rond. Quelques douleurs de temps à autre. Guérison.

Obs. 23. — Coelho, *Rev. de chirur.*, 1899, p. 623. — Femme, 40 ans. Tic douloureux du trijumeau depuis 7 ans. Traitements antérieurs : Extraction de dents, cautérisation. Section du sous-orbitaire et du maxillaire inférieur sans résultats durables. Malade exige l'opération radicale. Opération le 28 février 1898. Occlusion de l'œil. Procédé suivant Krause. Mobilisation de l'arcade zygomatique. Trépanation définitive. Décollement de la dure-mère. Découverte de la méningée moyenne et des nerfs III et II. Adhérence résistante d'où hémorragie abondante qui ne diminuait pas quand le cerveau n'était plus écarté ou que l'artère méningée moyenne était comprimée. Dure-mère très épaisse et adhérente. Compression. Cependant nécessité de suspendre l'opération. Le 3 mars, reprise de l'opération. Cerveau soulevé. Section des 2e et 3e branches près du ganglion ; la section de ce dernier nerf amena la sortie de petite quantité de liquide céphalo-rachidien et légère hémorragie. Tamponnement. Isolement du ganglion à la spatule, d'abord par face inférieure, puis supérieure, en évitant le sinus caverneux. Arrachement par traction et rotation qui amène la racine de la branche I. Rien du côté du pouls ni de la respiration. La séparation de la face supérieure a été très facile. Drain, suture. Troubles oculaires. Ulcère cornéen. Anesthésie dans le domaine du V. Guérison.

Obs. 24. — Cushing, *Journ. of Am. med. ass.*, 1900. 28 April, n° 17, S 1035. — Homme, 63 ans. Névralgie du trijumeau droit. En juillet 1896 et 1897, résections du sous-orbitaire et du dentaire inférieur. Répit de quelques semaines. Depuis 2 ans garde le lit : douleurs continues. Au moment de l'opération, paroxysmes à chaque minute. Ablation totale du ganglion, insensibilité dans le domaine du V, paralysie de l'abducens, guérie en quelques semaines. Guérison.

Obs. 25. — Cushing, *loc. cit.* — Homme, 55 ans. Douleurs qui avaient apparu il y a 12 ans dans le domaine de la branche sous-orbitaire. En 1892, résection périphérique de ce nerf. Répit de plusieurs mois puis névralgie dans 3 branches. Le malade semble devenu maniaque, douleurs continues, exaspérées à la moindre excitation. Ablation totale du ganglion. Paralysie de l'abducens quelques semaines. Guérison. Paralysie du sympathique moins durable. Guérison.

Obs. 26. — Cushing, *loc. cit.* — Homme, 38 ans, névralgie trifaciale depuis 2 ans ; résections antérieures de l'ophtalmique et du dentaire inférieur. Après un répit de 8 mois, récidive violente. Extirpation totale du Gasser. Anesthésie complète dans le domaine du V. Paralysie de l'abducens, guérie au bout de quelques semaines. Paralysie temporaire du sympathique avec contracture de la pupille. Guérison.

Obs. 27. — Cushing, *loc. cit.* — Femme, 60 ans ; depuis 7 ans, tic douloureux à gauche. Résection antérieure du nerf sous-orbitaire qui, histologiquement, est dégénéré. Répit de 16 mois. Récidive. Le nerf régénéré est à nouveau réséqué dans la même portion. Répit de quelques mois. En janvier 1900, résection du ganglion de Gasser totale. Mêmes troubles oculaires que dans l'observation précédente.

Obs. 28. — Dandridge, *Cincin. Lancet*, 1895. 35, p. 307. — Homme, 45 ans, ayant subi une résection sous-orbitaire du V. En mars 1894, opération suivant Andrews-Rose. Le ganglion est enlevé au moyen d'un crochet. L'hémorragie avait été très profuse ; la sensibilité, seulement amoindrie, ne fut pas totalement abolie. Il y eut suppuration de la plaie, nécrose de l'os et ulcère cornéen. Au 3e jour il y eut un accès nouveau. Guérison.

Obs. 29. — Depage, *Bull. de l'Acad. roy. de Belgique*, 1897, t. II, 689. — Femme, 56 ans, servante depuis 3 ans ; douleurs moitié droite de la face,

continues avec accès de plus en plus violents. Névralgie des 3 branches.
Opération le 27 juillet 1897. Procédé de Krause. Trépan et pince-gouge.
Section de la méningée entre 2 ligatures faites avec des pinces à dissection. Décollement jusqu'au trou ovale et rond. Découverte des branches
et de la face inférieure du ganglion. Le ganglion fut ensuite détaché
avec précaution sur la face inférieure de la dure-mère et cette dissection
fut prolongée sur les deux branches inférieures du V et, d'autre part, sur
la racine ganglionnaire. Section des 2 et 3 à leur entrée dans les trous.
Arrachement de la racine du V et division en dernier lieu de la branche I.
Pendant cette manœuvre, écoulement de liquide encéphalique. Le sang
épanché fut étanché avec des éponges imbibées d'eau chloroformée. A
la suite de ces manipulations, il persiste un vide entre la bese du crâne
et le cerveau. Tamponnement. Drain. Suture. Pansement occlusif de
l'œil. Anesthésie totale du territoire du V. Disparition des douleurs.
Complications oculaires : ulcération cornéenne ; pas de sécrétion lacrymale ; œil très compromis.

Revue en 1898. La guérison persiste ; les lésions septiques de l'œil
ont guéri, mais la malade n'y voit pas de cet œil.

Obs. 30. — Depage, *Bull. de l'Acad. royale de méd.*, 1898, p. 294-300.
— Femme, 51 ans. Névralgies depuis 20 ans. Avulsion de dents sans
résultat. Tic des 3 branches, section des dentaire, sous-orbitaire, sus-
orbitaire. Récidive.

Le 25 novembre 1897, résection du Gasser. Technique de Krause. La
ligature de la méningée fut difficile à cause d'une éminence osseuse en
dehors du trou sphéno-épineux ; les méninges furent prises dans la ligature. En décollant la dure-mère de la face supérieure du ganglion, elle
fut déchirée ; écoulement de liquide céphalo-rachidien et hémorragie
notable ; tamponnement. Arrêts de la respiration et du pouls ; la rétraction du cerveau donne issue à de la bouillie cérébrale. Section des
branches III, II, I. Arrachement du ganglion et du tronc. Durée de l'opération, 2 heures. Pouls, 32. Les jours suivants : rétention d'urine, douleurs de la jambe droite, céphalée. Oculo-moteur commun et pupille
paralysés.

Douleurs disparues. Persistance de la sensibilité en partie dans le territoire de l'ophtalmique. Amélioration postérieure de tous les symptômes.
Guérison.

Obs. 31. — Delbet, *Bull. et Mém. de la Soc. de Chir.*, Paris, 13 novembre 1901. — Homme. Strabisme droit.

Depuis 3 ans, tic douloureux à gauche. Plusieurs opérations antérieures, résection du III à la base en 1900. Récidive immédiate. Morphinomanie.

Opération 8 octobre 1901 : trépanation temporale. Section du zygoma.

PRAT.   7

Grande aile du sphénoïde réséquée à la gouge jusqu'au trou ovale. Hémorragie très gênante pendant ce temps. Ganglion très adhérent. En dis-
séquant du côté du maxillaire supérieur, hémorragie très abondante,
sang noir, originaire du sinus peut-être. Sections du III, du II. Difficulté pour extirper le ganglion. Il n'en vient qu'une partie. Curette,
dont l'action est aveugle. Tamponnement. Sutures.

Durée 1 h. 50. Pansement occlusif de l'œil.

Suites excellentes. 24 heures de pâleur. Se lève au 6° jour ; rien du
côté de l'œil. Conjonctive et cornée insensibles. Plus de douleur ; cependant léger tic : contractions fibrillaires de l'aile du nez et de la
lèvre.

OBS. 32, 33, 34, 35, 36, 37, 38, 39, 40. — DOLLINGER, *Centr. f.
Chir.*, 1900, n° 44. — Dollinger fait un travail d'ensemble sur la résection du ganglion de Gasser, à propos de 9 cas opérés par lui, mais les observations ne sont pas publiées et leurs détails sont perdus dans l'étude
générale.

La technique employée fut celle de Krause, dans les grandes lignes.

Dans le premier cas seul (16 mars 1900) la méningée fut liée.
Hémorragie de moyenne intensité. Durée de l'opération, 29 minutes.
Dans le 7ᵉ cas, homme de 69 ans artério-scléreux et alcoolique, épanchement de sang très violent en décollant la dure-mère ; le sang parvenait
des émissaires. L'opération dut être interrompue. Tamponnement.

Reprise de l'opération 3 jours après. Le malade saigne aussi abondamment. Le ganglion reste caché à la vue. Les nerfs furent réséqués en
dehors du crâne. Délire dans la nuit. Le malade infecte sa plaie et meurt
de septicémie.

Dans le 9ᵉ cas, hémorragie très violente : opération en 2 temps.

OBS. 41. — DOYEN, *Annales provinciales de chirurgie*, 1895, n° 7,
p. 429-444. — Femme, 53 ans. Opération antérieure : résection du maxillaire supérieur gauche. Le 6 mai 1893, résection du ganglion de Gasser
suivant une méthode personnelle. Opération en 2 temps ; le temps sombre
oblige à suspendre l'intervention. Pas de troubles trophiques de l'œil.
Un peu de raideur consécutive de la mâchoire inférieure. Guérison.

OBS. 42. — DOYEN, *loc. cit.* — Femme. Même méthode. Ablation du
ganglion, complète. Morte subitement au 10ᵉ jour.

OBS. 43. — DOYEN, *loc. cit.* — Femme. Incision habituelle un peu modifiée. Morte au 4ᵉ jour, de faiblesse extrême.

OBS. 44. — ERDMANN, *New-York. med. Journ.*, 6 mai 1899. — Homme
53 ans. Névralgie droite. Résections antérieures des 1ᵉ et 3ᵉ branches. Opé-

ration le 7 août 1898. Méthode Hartley-Krause, sans conservation d'os. Hémorragie veineuse profuse pendant le décollement de la dure-mère. Hémorragie veineuse aussi à la résection du ganglion, qui est arrêtée par le tamponnement. Le ganglion a été enlevé en entier. L'anesthésie a été complète. Délire léger, passager. Lésions graves de l'œil, ulcère cor néen, énucléation de l'œil. Guérison.

Obs. 45. — Ferguson, *Chicago med. Record*, mai 1898. — Femme 39 ans. Opération le 28 mars 1898 suivant la méthode Hartley-Krause. Suites opératoires : ulcère de la cornée ayant laissé une opacité. Guérison.

Obs. 46. — Finney and Thomas, *John Hopkins Hospital Bull.*, 1893, t. IV, S. 90-93. — Femme, 47 ans, névralgie droite ayant nécessité antérieurement la résection des branches II et III à la base. Procédé Hartley-Krause. La méningée moyenne fut déchirée, donnant lieu à une hémorragie très forte. L'artère fut liée dans le foramen spinosum. Le ganglion fut enlevé en partie par morcellement avec une pince. Le sinus caverneux fut blessé et son hémorragie nécessita le tamponnement. Dans la suite la malade eut des douleurs rayonnantes dans le domaine du trijumeau.

Obs. 47. — Finney and Thomas, *loc. cit.* — Homme 63 ans. Névralgie droite ayant nécessité la résection de la 3ᵉ branche. Opération le 7 septembre 1893, suivant Hartley-Krause. Hémorragie abondante par la méningée déchirée. Ligature au trou petit rond. Ablation incomplète du ganglion, en petits morceaux, à la pince. Hémorragie du sinus caverneux. Tamponnement. Pendant 15 jours vomissements. Guérison.

Obs. 48. — Finney and Thomas. *loc. cit.* — Homme 66 ans. Névralgie droite. Extractions antérieures de dents. Technique Hartley-Krause modifiée. Méningée moyenne déchirée : tamponnement au trou petit rond. Durée de l'opération une demi-heure. Anesthésie incomplète. Mort en 6 heures dans le collapsus. A l'autopsie, érosions du lobe temporal.

Obs. 49. — Friedrich, *Deutsche Zeitschrift f. Chir.*, t. LII.—Journalier de 55 ans. Opéré une première fois : névralgie 2ᵉ et 3ᵉ branches gauches. La première fois, extirpation du nerf maxillaire inférieur ; la deuxième fois, du maxillaire supérieur. Les névralgies persistent. Impossibilité de se nourrir. Cachexie. Menaces de suicide. Opération le 22 novembre 1897, suivant le procédé de Krause L'opération antérieure avait par une ligature supprimé la méningée. Le ganglion fut enlevé en 5 morceaux ; l'anesthésie du trijumeau fut complète. Guérison.

Obs. 50. — Friedrich, *loc. cit.* — Femme, 64 ans, névralgie du trijumeau gauche consécutive à extraction de dents. Extirpation du nerf orbitaire inférieur, puis du nerf mentonnier. Autres opérations pour extraction de dents, ou section de branches nerveuses ; la névralgie gagne le côté gauche. Opération le 27 janvier 1898 suivant le procédé de Krause avec grand lambeau. La méningée moyenne déchirée est liée. Le dégagement de la racine du V s'accompagne d'une violente hémorragie, venue sans doute du sinus pétreux supérieur. 25 minutes de tamponnement pour l'arrêter. Le ganglion est enlevé en totalité. Au réveil douleurs dans le maxillaire inférieur gauche. Le lendemain douleurs dans articulation temporo-maxillaire droite. Paralysie incomplète oculo-moteur gauche. Aphasie légère. Quelques jours plus tard, douleurs continues dans le domaine du trijumeau droit. Résection du nerf sous-orbitaire gauche peu après. Pas de guérison.

Obs. 51. — Friedrich, *loc. cit.* — Femme, 76 ans. Névralgie 2e et 3e branches à droite. Nombreuses opérations périphériques ; résection du ganglion selon Krause, le 28 janvier 1898. Hémorragie très abondante de l'artère méningée moyenne pendant 28 minutes. Elle est vaincue par tamponnement et grâce à la compression d'un stylet boutonné enfoncé dans le trou sphéno-épineux. A la libération de la 3e branche du trijumeau, nouvelle hémorragie d'origine veineuse. Le Gasser fut réséqué en partie (portion inférieure et externe). Le stylet fut laissé en place, l'artère saignant aux tentatives de tamponnement. L'anesthésie fut incomplète. Le malade sentait quelques crises dans le territoire du maxillaire inférieur. Dix-huit mois après, la maladie était constatée guérie et sans récidive.

Obs. 52. — Garré, *Congress Ber. d. deutsch. Ges. f. Chir.*, 28, II, S. 256. — Homme, 66 ans. Névralgie droite ayant nécessité la résection de la 3e branche au trou ovale. Le 6 mai 1895, résection du Gasser suivant Krause. Pendant la libération de la dure-mère la méningée moyenne est déchirée. Ligature double de cette artère au trou sphéno-épineux. L'ablation du ganglion est incomplète ; sa branche ophtalmique n'est pas enlevée. Au bout de 6 semaines, la sensibilité était revenue dans le territoire des 1re et 2e branches. 15 mois après le crâne fut de nouveau ouvert ; les branches 2 et 3 sont plusieurs fois réséquées ; le tout sans résultat.

Obs. 53. — Gerster, *Med. Rec.*, 1895. — Opération le 25 février 1896 pour névralgie qui avait déjà subi la résection de la 2e branche et qui avait amené de la lagophtalmie. Procédé de Hartley-Krause. Une hémorragie profuse à la libération de la 3e branche oblige à interrompre l'opération qui est reprise le 28 février 1896. Le ganglion est enlevé par morcellement. Mort le 8e jour ; mortification de la dure-mère. Méningite.

Foyer de ramollissement de la grosseur d'une noix dans le lobe temporal.

Obs. 54. — Gerster, *Anal. of Surg.*, janvier 1896. — Opération suivant le procédé Hartley-Krause. Hémorragie violente de la méningée moyenne qui peut être liée. Un mois après l'opération la sensibilité reparaît dans le territoire des 3e et 2e branches. Guérison.

Obs. 55. — Griffith, Communication personnelle à Carson. — Femme, 68 ans. Résection du Gasser suivant le procédé de Krause. L'hémorragie oblige à interrompre l'intervention, qui est terminée en un second temps. Mort de collapsus.

Obs. 56. — Griffith, *loc. cit.* — Femme, 38 ans. Névralgie du trijumeau. Opération par le procédé de Krause. Hémorragie peu forte. Guérison.

Obs. 57. — Guinard, *Bull. de la soc. chir. de Paris*, 1898, 24, p. 840. — Homme, 40 ans. Névralgie faciale gauche depuis 7 à 8 ans, avec tic. Opérations antérieures : avulsion de dents sans succès. Opération de Jarre. Amélioration, puis récidive rapide. En 1897, résection du ganglion de Meckel et du sous-orbitaire. Récidive. Surexcitation extrême. Morphinomanie. Le 24 août 1897, résection du Gasser. Technique de Poirier. Liquide céphalo-rachidien pendant l'arrachement du V. Tamponnement. Le ganglion est enlevé en entier (23 millimètres de tronc). Drain. Sutures. Guérison, persistant après plusieurs années.

Obs. 58. — Gutierrez, *Re. Centr. f. Chir.*, 1899, n° 46, S. 1235. — Femme, 24 ans. Opération suivant le procédé de Poirier-Horsley. Pendant la libération de la branche ophtalmique le sinus caverneux est déchiré. L'anesthésie fut complète. Les jours suivants, aphasie et paralysie à cause de la compression qu'avait exercée la spatule. Guérison.

Obs. 59. — Gutierrez, *loc. cit.* — Homme, 61 ans. Procédé de Horsley-Poirier. Ligature de la méningée moyenne. Hémorragie du sinus caverneux à la libération de l'ophtalmique. Anesthésie totale. Les jours suivants kératite purulente. Hypopion. Guérison.

Obs. 60. — Hacker, *Wien. klin. Woch.*, 1899, n° 50. — Femme, 50 ans, Névralgie droite. Résections antérieures de la 2e branche. En avril 1898, résection du Gasser suivant Krause. Le lambeau osseux enlevé, la dure-mère soulevée, une ligature double est posée sur la méningée. Après la découverte du ganglion, l'opération est interrompue. Les jours suivants infiltration cornéenne. Opération incomplète.

Obs. 61. — HALSTEAD, Communication personnelle de CARSON, *in* LEXER. — Résection du ganglion de Gasser suivant le procédé de Hartley-Krause. Après l'intervention anesthésie complète dans le domaine du trijumeau. Guérison.

Obs. 62. — HALSTEAD, *loc. cit.* — Homme, 71 ans. Résections des 1re, 2e et 3e branches dans 7 inteiventions. Procédé de résection du Gasser de Krause. La méningée moyenne saigne très fortement. Elle est liée en ligature double, au trou sphéno-épineux. Le ganglion est enlevé en entier. Au bout de 36 heures, le malade est agité, puis tombe dans le collapsus. Mort le 4e jour dans le coma urémique. A l'autopsie pas d'infection méningée. Petit rein scléreux.

Obs. 63. — HALSTEAD, *loc. cit.* — Homme, 50 ans. Névralgie gauche opérée le 30 décembre 1898 selon le procédé Hartley-Krause. Hémorragie forte de la méningée moyenne. Le trou sphéno-épineux est bourré de catgut. La résection du ganglion a été totale. L'anesthésie dans le domaine du trijumeau, complète. Le malade eut une légère contraction du maxillaire inférieur. Guérison.

Obs. 64. — HARRIS, Communication personnelle à CARSON, *in* LEXER. — Femme 48 ans. Névralgie droite. Opérée le 6 juillet 1896 suivant Hartley-Krause. Ligature double de la méningée dont une branche saigne fortement. La résection du ganglion a été complète. L'anesthésie du V totale. Guérison.

Obs. 65. — HUTCHINSON, *Brit. med. J.*, 5 novembre 1898, t. II, p. 1396. — Homme 52 ans. Névralgie droite. Résection répétée des trois branches. Extraction des dents. Opéré le 10 octobre 1897 selon Krause, mais l hémorragie violente obligea de surseoir à la fin de l'opération. La résection du ganglion fut complète ; cependant il resta un morceau de la 1re branche. La sensibilité persiste au nez et au front. Guérison.

Obs. 66. — JACOBSON, *Oper. Surg.* 1897. — Homme 47 ans. Névralgie droite. Opéré le 22 mars 1895, suivant le procédé de Rose. Le ganglion fut enlevé à la curette. L'ablation fut incomplète. L'anesthésie dans le domaine du V ne fut pas totale.

Obs. 67. — KEEN and MITCHELL, *Trans. of the Philad.*, 1894, p. 117. — La 2e et 3e branches avaient subi des résections répétées. Le 18 octobre 1894, suivant une méthode particulière, opération. La méningée moyenne est double. Hémorragie veineuse violente en soulevant le cerveau. Section des branches du trijumeau. L'opération fut faite en 2 temps, à cause de l'hémorragie. Reprise le 21 octobre 1894. Le ganglion fut détruit à la curette. Aphasie légère à la suite. Pendant quelques jours délire. Parésie de l'oculo-moteur commun. Récidive avec douleurs temporales.

Obs. 68. — Keen, *Am. Journ. of med. scienc.*, 1896, t. I, p. 59. — 8 opérations périphériques. Énucléation du cristallin contre un glaucome. Procédé de Krause en 2 temps, à cause de l'hémorragie au moment de la libération du ganglion. La méningée moyenne avait été déchirée au moment du rabattement du lambeau. Le soulèvement du cerveau s'accompagne également d'une sévère hémorragie veineuse. Le ganglion a été entièrement libéré ; mais au bout de 4 semaines énucléation de l'œil. Récidive après 4 mois ; accès douloureux. Guérison incomplète.

Obs. 69. — Keen, *loc. cit.* — Femme 55 ans. Névralgie droite. Opérée le 6 octobre 1895. La 3ᵉ branche avait été réséquée 2 fois, la 2ᵉ une fois. Opération Hartley-Krause. La méningée moyenne se déchire au foramen spinosum. Tamponnement. Les 2ᵉ et 3ᵉ branches sont sectionnées, le ganglion est enlevé à la curette. Dans la suite conjonctivite, kératite.

Obs. 70. — Keen, *loc. cit.* — Femme 63 ans. Névralgie faciale. Résection de la 3ᵉ branche plusieurs fois.

Le 2 février 1895, suivant Hartley-Krause, gassérectomie. La méningée moyenne se déchire au trou sphéno-épineux. Tamponnement. Mort au sixième jour de méningite (on s'était servi, au cours de l'opération, d'un instrument qu'un aide avait mis dans sa bouche).

Obs. 71. — Keen, *loc. cit.* — Femme 60 ans. Névralgie droite. Opération en 2 temps à cause de l'hémorragie qui fut énorme (23 et 26 mai 1895), selon le procédé de Krause-Hartley.

En soulevant la dure-mère, hémorragie profuse.

L'insensibilité dans le territoire du trijumeau fut complète.

Au bout de 5 jours, léger aplatissement du malade ; 3 petits abcès avec élimination d'esquilles osseuses. Guérison.

Obs. 72. — Keen, *loc. cit.* — Homme 33 ans. Névralgie droite. Extraction antérieure de dents. Opération le 22 novembre 1895, selon Hartley-Krause. Suture des paupières. La méningée fut liée. Sa ligature très difficile s'accompagne d'une énorme hémorragie. Il y eut aussi une grosse hémorragie du sinus caverneux, provoquée par l'ablation du ganglion. Cette exérèse fut totale ; l'insensibilité du V, complète. Forte fièvre pendant 24 heures. Ulcère cornéen. Il persiste une conjonctivite. Guérison.

Obs. 73. — Keen, Communication à Tiffany, *in* Lexer. — Homme 76 ans. Névralgie droite. Résection antérieure du sous-orbitaire. Résection du Gasser selon Hartley-Krause. Suture des paupières. Guérison.

Obs. 74. — Keen, Communication à Tiffany. — Femme 69 ans. Névralgie gauche. Le 24 janvier 1896 résection du Gasser selon Hartley-Krause. Guérison.

Obs. 75. — Keen, *loc. cit.*, 1898. — Femme 63 ans. Névralgie du trijumeau.

Le 21 avril 1896, opération selon Hartley-Krause. Au cours des manœuvres le sinus caverneux est déchiré. Tamponnement. Suites opératoires : Hémiplégie. Mort en 3 jours de shock, sans que la malade ait repris connaissance.

Obs. 76. — Keen, Communication personnelle à Tiffany. — Homme 56 ans. Opéré le 22 janvier 1897 selon Hartley-Krause. Guérison.

Obs. 77. — Keen, Communication à Tiffany. — Homme 32 ans. Opération le 27 novembre 1897. Suture des paupières. Technique de Krause. Ligature de la méningée moyenne. La tumeur enlevée ne renfermait aucun élément nerveux.

Délire léger pendant 15 jours. Ecrasement peu marqué de la base du lobe temporal. Récidive après quelques jours. Endothéliome. (Une seconde opération le 26 décembre 1899 fut faite pour enlever la tumeur récidivée.)

Obs. 78. — Kerr, *Journ. of the Am. med. Assoc.*, 1893, t. I, p. 183. — Résection du Gasser selon Andrews. Guérison.

Obs. 79. — Koch, *Petersburger med. W.*, 1877, n° 14, S. 356. — Opération le 22 novembre 1895 chez un malade qui avait subi antérieurement la résection des 2e et 3e branches à la base du crâne. Technique de Hartley-Krause. Guérison.

Obs. 80. — Konig, 24e *Congr. Deutscher Chir. Verhandl.* S. 86. — Résection antérieure des 2e et 3e branches. Gasserectomie en 2 temps, selon Krause, à cause d'une violente hémorragie. Déchirure de la méningée moyenne dont la ligature fut impossible. Le ganglion de Gasser a été enlevé en totalité. Le malade est mort d'hémorragie (?).

Obs. 81. — Krause, *Münch. med. Wochenschrift*, 1901, n°s 26, 27, 28. — Femme, 68 ans. Névralgie gauche, opérée antérieurement de résection du dentaire inférieur et de la 3e branche à la base du crâne. Récidive. Opération, le 31 janvier 1893, suivant la technique personnelle de l'auteur. Pas de formation de volet osseux. Dans les suites opératoires, paralysie des muscles de l'œil attribuée à la pression de la spatule. Paralysie de l'abducens. Ulcère cornéen deux ans après l'intervention qui a laissé une tache cornéenne définitive. Guérison.

OBS. 82. — KRAUSE, *loc. cit.* — Femme, 48 ans. Névralgie droite opérée antérieurement de résection périphérique du sous-orbitaire, de résection de la branche I au trou rond, de la branche II au dedans du crâne. Méthode personnelle sans volet osseux le 29 avril 1893. Guérison. Mort 6 mois après d'appendicite.

OBS. 83. — KRAUSE, *loc. cit.* — Homme, 55 ans. Névralgie gauche. Résection antérieure des nerfs sus et sous-orbitaires. Méthode personnelle pour l'ablation du ganglion. Hypopion. Dacryocystite. Kératite grave. Tache cornéenne consécutive et définitive. Guérison.

OBS. 84. — KRAUSE, *loc. cit.* — Homme, 72 ans. Névralgie du trijumeau droit. Résection périphérique antérieure de la 2e et 3e branche. Opération le 3 novembre 1893. Ligature double de la méningée moyenne qui saigne fortement : la ligature périphérique lâche. Accident chloroformique avec arrêt respiratoire pendant une demi-heure. La résection du ganglion entraîne une forte hémorragie. Mort en 6 jours par insuffisance cardiaque sans incident du côté de la plaie.

OBS. 85. — KRAUSE, *loc. cit.* — Femme, 70 ans. Névralgie gauche. Opération antérieure. Résection des branches I, II à la périphérie, puis à la base du crâne. Récidive. Opération le 19 septembre 1894. Pas de lambeaux osseux. Ablation du ganglion suivant la technique habituelle. Suites opératoires : blépharo-conjonctivite chronique. Récidive partielle : léger picotement, sensation de brûlures au niveau de l'aile du nez et douleurs dans la moitié gauche de l'œil.

OBS. 86. — KRAUSE, *loc. cit.* — Femme, 47 ans. Névralgie droite. Résection antérieure de la 2e branche. Opération le 20 novembre 1894 suivant habituelle technique. La méningée moyenne est double. Deux trous sphéno-épineux. Le bistouri la sectionne deux fois. Son hémorragie est arrêtée par tamponnement. Guérison. Mais, plus tard, névralgie du côté opposé.

OBS. 87. — KRAUSE, *loc. cit.* — Femme, 37 ans. Névralgie droite. Opérée antérieurement de résection périphérique, puis à la base du crâne de la branche I. Opération de Krause le 23 août 1895. La méningée

moyenne est double ; les deux troncs sont liés. L'opération s'accompagne
d'une forte hémorragie. Durée : 3 heures. Le volet osseux, qui avait été
ménagé, se nécrose. Il est enlevé le 11e jour. La malade eut des douleurs dans la tête, surtout du côté gauche. Finalement guérison complète.

Obs. 88. — Krause, *loc. cit.* — Femme, 67 ans. Névralgie droite. Résection de la branche II, suivant Lücke-Braun. Opération le 8 février 1896.
Au moment de la libération au niveau des branches II et III de la dure-
mère, quelques lambeaux de tissu nerveux restent adhérents à la méninge.
L'ablation du ganglion fut complétée en deux fois. Durée 2 heures. Au
19e jour, mort de pneumonie grippale. A l'autopsie, il fut trouvé du
ramollissement de la base du lobe temporal droit, de couleur brunâtre.

Obs. 89. — Krause, *loc. cit.* — Femme, 45 ans. Névralgie gauche.
Opérée le 2 mai 1896, suivant la technique habituelle. L'hémorragie fut
peu considérable. Durée de l'opération, 65 minutes. La malade mourut
au bout de 4 semaines. A l'autopsie, cholestéatome du cerveau et des
méninges.

Obs. 90. — Krause, *loc. cit.* — Femme, 46 ans. Névralgie droite.
Résection antérieure de la 2e branche. Récidive. Opération le 11 juin
1896. Opération suivant procédé habituel. Les jours suivants l'épithélium
se dépouille sur la pointe de la langue et sur la lèvre inférieure droite.
Récidive.
Au bout d'un an les douleurs sont déclarées de nature hystérique.

Obs. 91. — Krause, *loc. cit.* — Homme, 52 ans. Névralgie droite
Opérée antérieurement de résection des 2e et 3e branches. Opération de
Krause le 4 novembre 1896, suivant technique habituelle. Guérison com-
plète. Mort 3 ans après d'apoplexie cérébrale. Très artério-scléreux.

Obs. 92. — Krause, *loc. cit.* — Femme, 71 ans. Névralgie droite.
Résection périphérique des 1re et 2e branches. Le 6 octobre 1897, opération
suivant la technique personnelle à l'auteur. Mort au 19e jour. A l'autopsie, ramollissement brunâtre du lobe temporal droit.

Obs. 93. — Krause, *loc. cit.* — Homme, 54 ans. Névralgie droite.
Opérations antérieures. Résection du maxillaire inférieur à la base du
crâne. Opéré le 18 mai 1898 suivant procédé personnel. Paralysie du moteur
oculaire commun par pression de spatule, dit Krause. Le releveur de la
paupière, le droit interne paralysés. Sphincter papillaire affaibli. Fourmillements dans les jambes pendant 3 jours. Ulcus cornéen. Hypopyon

Ces troubles guérirent. Consécutivement leucome adhérent. Dans la suite
de temps en temps tiraillements dans le maxillaire supérieur droit sans
douleur véritable. Guérison complète.

OBS. 94. — KRAUSE, *loc. cit.* — Homme, 30 ans. Névralgie gauche.
Opéré antérieurement de résection de la 2ᵉ branche selon Lücke et de la
3ᵉ. Paralysie du facial. Conjonctivite. Lagophtalmie de la paupière inférieure du fait des opérations antérieures.
Opération le 27 septembre 1898. Trépanation avec les fraises de Doyen
et la pince de Dahlgren. Ligature de la méningée moyenne. Accident
chloroformique, qui oblige à interrompre l'opération. Reprise le 1ᵉʳ octobre 1898. Quand on libère le ganglion, violente hémorragie. Le sinus
caverneux est déchiré. Le tamponnement arrête le sang. Le tronc du V
est enlevé en totalité. Troubles variés et graves de l'œil qui aboutissent
à son énucléation. Guérison complète.

OBS. 95. — KRAUSE, *loc. cit.* — Femme, 55 ans, Névralgie droite. Opérée antérieurement: résection 2ᵉ branche suivant Lücke. Paralysie de la
paupière inférieure.
Résection du ganglion le 12 novembre 1898, suivant Krause.
Le 5ᵉ jour après l'opération irritation conjonctivale, etc. Paralysie de
l'oculo-moteur passagère. Guérison complète.

OBS. 96. — KRAUSE, *loc. cit.* — Femme, 41 ans. Névralgie droite.
Résection antérieure 1ʳᵉ et 2ᵉ branches. Récidive. Le 24 mars 1899, résection du Gasser, suivant Krause. Guérison. Névralgie violente du côté
opposé.

OBS. 97. — KRAUSE, *loc. cit.* — Médecin, 63 ans. Névralgie gauche.
Résection à 2 reprises de la 2ᵉ branche. Opération le 26 août 1899, selon
Krause. Pendant 5 jours, légère aphasie. Pas d'amélioration. Douleurs
comme avant. Considérées comme de cause centrale.

OBS. 98. — KRAUSE, *loc. cit.* — Femme, 59 ans. Névralgie droite.
Résections antérieures 2ᵉ et 3ᵉ branches. Récidive. Opérée le 2 novembre
1899, suivant Krause. Lésion du sinus caverneux. Durée de l'opération
33 minutes à partir de la taille du lambeau. Accident chloroformique
grave. Le pouls ne revient qu'au bout d'une heure. Suites opératoires :
parésie bras, jambe, hémiface. Douleurs jambe pendant quelques jours.
Parésie du bras pendant 3 semaines. Il persista une légère parésie des
membres et un peu de fourmillements dans la joue droite. Guérison.

OBS. 99. — KRAUSE, *loc. cit.* — Femme, 58 ans. Névralgie gauche.
Opérations antérieures: résection de la 2ᵉ branche, suivant Lücke-Braun.

Il persista de la contraction du maxillaire inférieur. Opération de Krause le 23 janvier 1900, résection de l'apophyse coronoïde à cause de la contraction du maxillaire. Violente hémorragie au moment de la libération de la 2e branche. Durée de l'opération, 2 heures et demi, à cause de l'hémorragie.

Ophtalmoplégie totale pendant 10 semaines. Guérison.

Obs. 100. — Krause, *loc. cit.* — Femme, 58 ans. Opérée antérieurement de résections répétées des 2e et 3e branches. Opération selon l'auteur le 23 septembre 1900. Durée 55 minutes. Mort de collapsus en 6 heures. A l'autopsie, sugillations superficielles du cerveau au niveau de la trépanation cranienne.

Obs. 101. Krause, *loc. cit.* — Femme, 30 ans. Névralgie gauche. Résections antérieures des branches 1 et 2. Opération le 7 mai 1900, suivant sa technique personnelle. Le 3e jour la malade est légèrement affaissée. Guérison complète.

Obs. 102. — Krause, *loc. cit.* — Homme, 46 ans. Névralgie droite. Résections antérieures des 2e et 3e branches ; récidive. Opération suivant l'auteur le 13 juin 1900. Durée, 62 minutes. Légère paralysie du trochléaire pendant 7 semaines. Guérison.

Obs. 103. — Krause, *loc. cit.* — Femme, 50 ans. Névralgie gauche. Résection des 1re et 2e branches. Récidive. Opération de Krause, le 27 août 1900. Légère aphasie du 3e au 8e jour après l'opération. Fourmillements, tiraillements sans douleurs de la partie inférieure du visage. Guérison.

Obs. 104. — Krause. — Femme, 65 ans. Névralgie droite. 1re et 2e branches antérieurement réséquées. Récidive. Opération de Krause le 29 août 1900.

Mort au 21e jour, de pneumonie avec insuffisance cardiaque.

Obs. 105. — Krause, *loc. cit.* — Femme, 60 ans. Névralgie droite. Résection antérieure de la 2e branche, récidive. Opération le 8 mars 1901, suivant technique personnelle. Au 11e jour après la résection, somnolence. Les jours suivants paralysie de la vessie. Mort le 20e jour. A l'autopsie, ramollissement superficiel de l'écorce du lobe temporal droit. OEdème des méninges.

Obs. 106. — Krause, *loc. cit.* — Homme, 64 ans. Névralgie gauche. Résection antérieure du sous-orbitaire.

Opération le 6 juin 1901, suivant technique personnelle. En soulevant méninge, déchirure de la méningée. L'hémorragie est arrêtée par torsion au moyen d'un crochet dans l'orifice petit rond. Elle se manifeste de nouveau au cours de l'opération. Guérison.

Obs. 107. — Krause, *loc. cit.* — Homme, 63 ans. Névralgie gauche. Résection antérieure de la 2e branche. Opération le 17 juin 1901, suivant Krause. La formation du volet osseux dure trois quarts d'heure.

Quand la 2ᵉ branche est réséquée, violente hémorragie que le tamponnement arrête. L'ablation même du ganglion demande 25 minutes. Guérison.

Obs. 108. — Laguaite, *Lyon médical,* 1896, p. 375. — Homme, 56 ans. Douleurs depuis 12 ans, au niveau des 3 branches. Avulsion des dents. Electricité. Résections du sous-orbitaire, du dentaire inférieur (janvier 1892). En octobre, récidive ; la sensibilité de la peau s'était rétablie. Résection du dentaire inférieur. Amélioration, puis récidive. Le 1ᵉʳ septembre 1896, résection du Gasser. Ligature de la carotide externe. Technique de Poirier. Pas d'hémorragie. Résection complète du ganglion. Drain de gaze. Au 1ᵉʳ pansement (5ᵉ jour) liquide céphalo-rachidien en abondance. Troubles cornéens. Ulcération cornéenne. Guérison.

Obs. 109. — Lamphear, *Pac. med. Journ.,* 1892, p. 647. — Homme. Névralgie du trijumeau. Opération suivant Rose. Ligature de la méningée moyenne. Ablation du ganglion à la curette. Violente hémorragie veineuse, que le tamponnement arrête. Conjonctivite purulente qui guérit. Guérison.

Obs. 110. — Leser, *Münch. med. Woch.,* 1898, n° 14, S. 60. — Femme. Névralgie du trijumeau. Résection antérieure du nerf auriculo-temporal, récidive. Suivant Krause, résection du ganglion de Gasser. Ligature double de la méningée moyenne. Insensibilité post-opératoire du V complète. Guérison.

Obs. 111. — Lexer, *Arch. f. klin. Chir.,* 1902, Bd LXV. — Homme, 57 ans. Névralgie gauche. Procédé de Krause. Ligature double de l'artère méningée moyenne (difficile à cause de l'instrumentation insuffisante). Hémorragie veineuse très violente venant des plexus des branches II et III. Arrêtée par tamponnement temporaire ainsi que par l'application de la spatule contre le sinus caverneux. Un peu de liquide céphalo-rachidien quand on enlève le ganglion adhérant à la dure-mère. Enlèvement du Gasser par torsion, tamponnement mou. Anesthésie totale du V. Paralysie de l'abducens qui dure 8 jours. Ecoulement du liquide céphalo-rachidien qui dure 3 jours ; pansement occlusif de l'œil. Guérison.

Obs. 112. — Lexer, *loc. cit.* — Homme, 72 ans. Opération antérieure : résection des 1ᵒ et 2ᵉ branches. Résection du ganglion gauche,
juin 1898. Hémorragie diffuse pendant le décollement de la dure-mère
très adhérente. Tamponnement 10 minutes. Ligature double de la méningée moyenne sans difficulté. Hémorragie veineuse au niveau des
branches II et III,qui ne s'arrête pas par tamponnement prolongé. Opération interrompue.4 jours après deuxième opération ; partie du cerveau ra-
tatinée ; dure-mère froncée. Pour éviter de relever le lobe cérébral, emploi de la méthode Doyen, afin d'atteindre le ganglion par la partie inférieure. Section de l'apophyse zygomatique. Libération du ptérygoïdien ;
ablation de l'os jusqu'au trou ovale ; découverte de la 3ᵉ branche. Dissection de la face supérieure du ganglion, ablation par torsion. Un peu de
liquide. Guérison 20ᵉ jour.

Revu en juillet 1901. Très bon état, anesthésie complète, pas de récidive. Front immobile dans la moitié gauche. Agueustie gauche, muscles
gauches du visage paresseux.

Obs. 113. — Lexer, *loc. cit.* — Homme, 35 ans. Névralgie gauche. Procédé de Krause modifié comme dans l'observation précédente (juillet 1898).
Ligature double de la méningée. Dure-mère très friable. Hémorragie
veineuse peu abondante. Liquide céphalo-rachidien. Découverte du ganglion par la face supérieure ; tronc visible par la grande pression de la
stapule. La ligature centrale de la méningée lâche. Hémorragie violente.
Compression de la carotide ; tampon de gaze dans le trou petit rond. Position assise du malade. Le cerveau retombe, le liquide céphalo-rachidien qui s'écoulait s'arrête. Fil à la 3ᵉ branche. Libération du ganglion
de l'os. Le bord supérieur du Gasser est accessible sans pression de la
spatule. Torsion. Hémorragie veineuse peu importante. Anesthésie totale post-opératoire. Ecoulement de liquide céphalo-rachidien abondant
pendant les premiers jours ; dure pendant trois semaines. Malade somno-
lent. Aphasie pendant une semaine. Guérison.

Obs. 114. — Lexer, *loc. cit.* — Femme, 70 ans. Opérations antérieures : résections périphériques des 1ᵒ, 2ᵉ, 3ᵉ branches. Extirpation du
ganglion droit en septembre 1899. Petit lambeau temporal. L'apophyse
zygomatique est mobilisée. Libération de la base du crâne en dedans et
en dehors ; résection de la base jusqu'au foramen. Artère liée. Libération
de la 3ᵉ branche. Violente hémorragie veineuse pendant la libération de
la dure-mère comme si le sinus était lésé. On met la malade en position
verticale ; cette hémorragie est constatée originaire d'une veine qui passe
transversalement au-dessus du ganglion. La libération ultérieure de la
dure-mère est difficile à cause de cette veine. Au moment de l'ablation
de la 2ᵉ branche, nouvelle hémorragie veineuse (trou rond). Elle ne s'arrête que quand la spatule est appuyée dessus. On voit alors l'ouverture

veineuse au niveau de la partie postérieure de la 2ᵉ branche ; on ne peut lier cette veine ; on tamponne ; l'hémorragie s'arrête. Torsion, tamponnement, suture. Paralysie de l'abducens. Conjonctivite de plus en plus intense. Perte de substance de cornée. Au bout de 3 semaines, guérison sans troubles. Le liquide céphalo-rachidien ne sort pas.

En septembre, cornée saine. Diplopie. Un peu d'hypersécrétion lacrymale. Ouverture de la bouche normale. 5 mois après, quelques bourdonnements dans les oreilles. Pas de récidive. Opération 1 heure et demie ; la plus difficile de toutes.

Obs. 115. — Lexer, *loc. cit.* — Homme, 48 ans ; antérieurement, résection du maxillaire. Extirpation du ganglion droit en octobre 1899. Lambeau temporal encore plus petit : deux travers de doigt. Ouverture à la gouge de la base du crâne. Section de l'apophyse zygomatique. L'artère méningée moyenne est double, dans deux trous voisins. Ligature centrale. Le plexus veineux du ganglion saigne. Tamponnement et mise verticale du malade. L'hémorragie s'arrête. La dure-mère peut être facilement libérée sans user de la spatule. Ganglion très visible, mou, friable, se déchire. Ablation par torsion. Arrachement du tronc 1 centimètre et demi. OEil protégé pendant 2 jours. Pas de liquide. Dès la 3ᵉ semaine la sensibilité de la branche I revient. Revu en septembre 1901, pas de troubles de l'œil. Réflexes conservés. Muscles de l'œil mous. Sensibilité des 2ᵉ et 3ᵉ branches nette. Ouverture de la bouche diminuée.

Obs. 116. — Lexer, *loc. cit.* — Femme, 53 ans. Névralgie droite. Résection du ganglion. Lambeau comme précédemment. Section de l'apophyse zygomatique. Libération de la base du crâne. Libération de la dure-mère le long de la méningée moyenne. Éminence au devant du trou sphéno-épineux. Elle est enlevée à la gouge. Ligature double de la méningée au trou. Résection de la base jusqu'au foramen ovale. A la libération de la 2ᵉ branche, hémorragie très violente. On croit que la ligature artérielle a cédé. Tamponnement, position verticale ; on constate que la ligature tient.

L'hémorragie vient du niveau de la 3ᵉ branche. Le nerf est attiré et derrière lui tamponnement. La partie supérieure du ganglion est adhérente (ablation au ciseau). Le liquide ne sort pas. La face supérieure et le tronc du ganglion sont libérés. On voit l'abducens. La spatule fut employée pour tendre la dure-mère pour voir l'ensemble du ganglion. Arrêt de l'hémorragie. Torsion ; 2 centimètres de tronc arrachés. Tamponnement. Guérison.

Insensibilité du V complète. Par lettre, le malade a donné de ses nouvelles : pas de lésions de l'œil. Le maxillaire inférieur va un peu à droite.

Obs. 117. — Lexer, *loc. cit.* — Femme, 50 ans. En avril 1900, résection du ganglion droit. Hémorragie du plexus rétro-ganglionnaire (branche de sinus caverneux); un quart d'heure de tamponnement. Torsion du ganglion. L'hémorragie repart. Tamponnement du cavum. Écoulement liquide pendant 8 jours. Le jour de l'opération, paralysie des muscles de l'œil (abducens, ptosis de la paupière supérieure). Après deux semaines ces paralysies ont disparu. Guérison.

Obs. 118. — Lexer, *loc. cit.* — Homme, 34 ans. En mai 1900, extirpation du ganglion gauche. Ligature double. Dure-mère enlevée facilement. Le plexus veineux non lésé. Plexus veineux très riche sur la face superficielle du ganglion. De ce plexus partent des branches très fortes qui s'échappent par trous des 2e et 3e branches. La veine de la 3e branche peut être liée. Au niveau de la 2e branche, la veine se déchire et saigne violemment. Tamponnement. Après quelques minutes l'hémorragie s'arrête. Le ganglion est libéré et enlevé par torsion. 2 centimètres du tronc arrachés. Liquide sort un peu. Tamponnement. Écoulement de liquide pendant une semaine, abondant. Pas de troubles de l'œil. Insensibilité du V. Après 15 jours conjonctivite ; kératite ; ulcérations superficielles qui diminuent. Le 11 juin 1900, quelques taches superficielles ; cependant vision troublée.

En septembre 1901 : ouverture de la bouche un peu gênée. Tache cornéenne centrale. Acuité visuelle diminuée. Insensibilité du V. Depuis 1 an, névralgie des nerfs infra-orbitaire et mandibulaire du côté non opéré. La douleur va jusqu'à la partie médiane exactement.

Obs. 119. — Lexer, *loc. cil.* — Homme, 35 ans. Opération de Lexer en septembre 1900. Résections périphériques antérieures. Hémorragie veineuse de la 3e branche, s'arrête par tamponnement ; on attire le ganglion vers la partie inférieure. Section de la 2e branche, puis du tronc. Alors séparation du ganglion du sinus ; 1re branche attirée peut être également sectionnée. Ablation du ganglion et du tronc, 1 centimètre. Durée 50 minutes ; pas de secrétion de liquide. Pas de lésions de l'œil. Guérison.

En septembre 1901 la guérison se maintient.

Obs. 120. — Lexer, *loc. cil.* — Femme, 62 ans. Résections périphériques antérieures. Ablation du ganglion gauche (septembre 1900). Ligature de la méningée moyenne en dedans et en dehors de la base du crâne. Libération des 3e et 2e branches des trous. Le ganglion est attiré par la 3e branche et est libéré. Hémorragie non considérable. Liquide céphalo-rachidien qui s'arrête dans la position verticale. Le ganglion est visible. Il est sectionné. Suture. Durée de l'opération 1 heure.

En septembre 1901, douleurs térébrantes de tête s'irradiant dans les deux maxillaires supérieur et inférieur ; ne sont pas comparables aux précédentes. Depuis 6 mois état stationnaire.

Cornée et conjonctive insensibles, sans réflexes. Pas d'hystérie, pas de lésion du cerveau. Donc on ne peut savoir la cause de ces douleurs. Cause centrale.

Obs. 121. — Lexer, *loc. cit.* — Femme, 73 ans. Résections périphériques antérieures. Le 12 mai 1901 extirpation du ganglion droit. On ne conserve pas de lambeau osseux. Section de l'apophyse zygomatique. Libération de la base du crâne. Ligature double de la méningée moyenne au foramen épineux. Dans le foramen ovale se trouve la 3e branche (qui avait été réséquée il y avait 8 ans). Une pince à son bout central tend le ganglion vers la partie inférieure. Pendant la libération, la dure-mère se déchire à son bord supérieur. Liquide modéré, peu de sang. Pas besoin de spatule. Petite ouverture du crâne. On voit le tronc V et au-dessus l'abducens. Apparition également de 1re branche. Section : 1 centimètre et demi du tronc vient. Pas d'hémorragie profonde.

Deuxième soir après l'opération : insensibilité du V, pas de lésion de l'œil. Température 39° ; ouverture du lambeau, relèvement du lobe temporal ; ni pus, ni sang. Le lendemain méningite. 16 mai, mort de méningite purulente.

Obs. 122. — Lexer, *loc. cit.* — Homme 57 ans. Résections antérieures périphériques. En novembre 1901, résection du ganglion gauche. L'artère méningée se trouve dans un canal osseux ; déchirée, elle saigne. Hémorragie très forte. Foramen ovale ouvert ; 3e branche découverte. Veine très large sectionnée avec la 3e branche, dont l'hémorragie s'arrête par tamponnement.

Ganglion libéré, très mou. On ne peut faire de traction sur lui ; un crochet est amarré au bord supérieur du ganglion ; celui-ci est attiré en bas.

Le tronc cède à la traction. La 1re branche est sectionnée. Hémorragie du sinus peu abondante. Liquide peu abondant. Abducens visible. Tamponnement 50 minutes. Nécrose du lambeau mou. Après 4 jours intoxication iodoformée ; sortie du tampon. Conjonctivite pendant 2 semaines. Lagophtalmie guérie après une semaine. Guérison.

Obs. 123. — Lexer, *loc. cit.* — Homme, 68 ans. Décembre 1901. Résection du ganglion de Gasser droit. Base du crâne libérée en dehors. Dans la profondeur on voit la 3e branche ; ouverture du crâne et résection jusqu'au foramen épineux. Ligature de la méningée moyenne au trou ; elle se déchire sans hémorragie notable. Artère rendue visible liée au dehors.

Dans la libération du ganglion on ne trouve pas la veine de 3e branche.

La 2ᵉ branche est aussi sectionnée sans hémorragie ; par contre hémorragie quand on libère le ganglion de l'os venant probablement de la veine située entre la 3ᵉ branche et le tronc, sous le ganglion, et qui traversait l'os derrière le foramen ovale.

L'hémorragie s'arrête après 20 minutes. Libération du bord supérieur. Le ganglion est mou. Un morceau reste adhérent à la dure-mère. Il peut être enlevé ensuite. On voit que l'espace sous-arachnoïdien se prolonge entre les petites masses de la partie postérieure du ganglion. Un peu de liquide. Torsion. On voit l'abducens et la partie restante de la 1ʳᵉ branche.

Paralysie faciale (traction par l'assistant du lambeau rabattu). Paralysie de l'abducens guérie non produite par spatule ; probablement à cause du tamponnement. Température 38° le 2ᵉ jour, pas de rétention. Conjonctivite légère pendant quelques jours.

Insensibilité complète. Guérison.

Obs. 124. — Lexer, *loc. cit.* — Homme 48 ans. Extraction du ganglion gauche 7 jánvier 1902.

Intervention intracranienne antérieure. Résection des 2ᵉ et 3ᵉ branches. Apophyse zygomatique peu facile à mobiliser après sa section (adhérences profondes). La face externe de la base du crâne difficile à libérer à cause de l'adhérence due à l'opération antérieure. Peu d'hémorragie cependant. Le bistouri pénètre à travers une portion où l'os n'existe pas et traverse la dure-mère : un doigt de largeur. Cette ouverture correspond à un point de section antérieure de la lame osseuse. De là jusqu'à la crête, l'os est enlevé.

Dure-mère épaisse, très difficilement enlevée de base, plus épaisse qu'un doigt. Pour l'enlever jusqu'au foramen ovale il faut se servir de la gouge. Après libération de la 3ᵉ branche on essaie d'enlever la dure-mère du nerf. Cela se fait au doigt. Hémorragie veineuse (artère méningée moyenne oblitérée antérieurement). Tamponnement, position verticale. La 3ᵉ branche diminue au dedans de la cavité cranienne et pénètre sous forme de petit nerf uni au point où on suppose la sortie du tronc du V. On voit dans le foramen rond le bout sectionné de la 2ᵉ branche.

A partir de là part un filet nerveux mince et court ; il va vers un autre bout nerveux analogue qui est très adhérent à la dure-mère et permet de retrouver le ganglion. Il est situé au milieu du tissu cicatriciel de la dure-mère. La libération du ganglion est impossible au niveau d'adhérences de la dure-mère. Aussi la séreuse est-elle réséquée après avoir été libérée par des incisions et tendue.

2ᵉ et 3ᵉ branches sectionnées. On attire le ganglion contenu dans le lambeau de la dure mère. La 1ʳᵉ branche suit sur une étendue de 1 centimètre et demi. Sous le lobe temporal sans spatule, on voit jusqu'à la tente et en dehors de celle-ci l'oculo-moteur, le sinus caverneux et l'abducens. En certains points les petites masses du sinus sont ouvertes et donnent quelques gouttes de sang.

Pas de liquide. Tamponnement, drain.

Guérison. Un peu de lagophtalmie. Conjonctivite.

Pas de paralysie de l'œil. Contraction du maxillaire diminuée. Pas de sécrétion de liquide.

Obs. 125. — Lexer, *loc. cit.* — Homme 63 ans. Opérations antérieures : 1° en 1894 résection intracranienne 2e et 3e branches; récidive. En juillet 1898, extirpation du ganglion gauche. Lambeau temporal petit suivant le procédé de Lexer. Résection temporaire du zygomatique. Dure-mère très adhérente à l'os. Décollée à la rugine. Découverte de la base du crâne jusqu'au foramen ovale. Oblitération de la méningée moyenne. Hémorragie veineuse du plexus veineux des 2e et 3e branches. Libération de la dure-mère et du ganglion difficile. La séreuse se déchire, et un morceau du ganglion reste adhérent.

Sortie de liquide et hémorragie veineuse. Tamponnement insuffisant ; seule, la pression de la spatule amène hémostase complète. Alors libération du ganglion possible. Torsion. Le ganglion paraît très gros. Le tronc arraché à 1 centimètre et demi de longueur. Tamponnement. Suture.

1re semaine : sécrétion de liquide céphalo-rachidien. Paralysie de l'abducens. Conjonctivite. Kératite de plus en plus profonde 2e semaine.

Guérison de la paralysie après 2 mois.

Septembre, pas de récidive.

Tous les 3 mois, une douleur fulgurante dans la tête durant un instant. Le patient ne peut préciser où elle commence et où elle va. Cornée trouble. Vision abolie. Ouverture de la bouche difficile. Bourdonnement dans les oreilles.

Obs. 126. — Gérard Marchant, *Bull. et Mém. Société chir.*, n° 30, p. 884, 1898. — Homme, 75 ans. Début de névralgie il y a 30 à 35 ans, d'abord modérée et rare. Avulsions répétées de dents saines. Crises de plus en plus sévères. Névralgie des branches 2 et 3 surtout. Opération le 4 mars 1898. Trépanation temporale après section du zygoma. Gouge jusqu'au trou ovale. Découverte du III qui est sectionné et arraché avec un morceau de ganglion. Le II est saisi et tordu. Paralysie du moteur oculaire commun. Délire, agitation. Sort guéri. Paralysie guérie le 1er juin.

Ablation du ganglion incomplète.

Obs. 127. — Gérard Marchant, *loc. cit.* — Femme, 53 ans. Névralgie faciale droite. Début il y a 14 ans. Crises fréquentes. Tic douloureux. Dents supérieures saines toutes enlevées. La malade exige une intervention. Opération le 15 juillet à l'éther. Même technique. Nerf III, coupé. Ganglion détruit à la curette. Nerf II saisi avec la pince et tordu.

Drain. Guérison. Le 26 octobre 1898, plus de crises ; cependant une petite douleur de la lèvre au nez quelquefois.

Obs. 128. — Gérard Marchant, *Revue de chirurgie*, 1897, p. 310. — Homme, 57 ans. Début en 1878. Névralgie des 3 branches. En 1887, résection du sous-orbitaire. En 1891, résection du sus et du sous-orbitaire. Récidive un an après. Morphinomanie (60 centigrammes par jour). Vie intolérable.

Opération le 1er août. Ether. Procédé de Quenu. Section du III au trou ovale. Il mène au ganglion. Curettage du cavum. Destruction du tronc II par tension avec une pince. Drain. Durée opératoire, 1 heure et demie. Ecoulement de liquide céphalo-rachidien et de sang. Pas de shock. Sensibilité abolie dans la moitié inférieure de la face et la moitié de la langue. Guérison.

En janvier 1897, le malade est très bien. En 1893 devient aveugle. Il est mort depuis.

Obs. 129. — Gérard Marchant, *loc. cil.* — Femme, 48 ans. Depuis plusieurs années, névralgie droite. En 1894, arrachement du ganglion de Meckel et du nerf sous-orbitaire. Récidive après 2 ans, au niveau des 3 branches, sans tic.

Opération le 14 août 1896. Procédé Quenu-Sébileau. Le nerf maxillaire inférieur sectionné se rétracte : il fuit dans le crâne et ne peut être retrouvé pour conduire au ganglion. Ce n'est qu'en augmentant la trépanation temporale que le cerveau soulevé, on retrouve le trou ovale et on arrive dans la région du ganglion. Découverte du II. Section au trou grand rond. Traction sur le bout central : elle amène un fragment allongé du ganglion sur lequel on voit bien, à côté du tronc du maxillaire nettement coupé, la racine du I dil acérée par l'arrachement. Le III, repincé, est tiré ; il arrache le reste du g anglion. Drain de gaze. Pansement occlusif de l'œil.

Les jours suivants disparition des do uleurs, sensibilité abolie de la pommette à la lèvre supérieure, diminu ée sur la joue, la tempe, le menton, les lèvres et le nez jusqu'à sa racine. Conservée à la paupière supérieure et au front. Cornée insensible. Pupille immobile et dilatée. Anosmie. Paralysie des masticateurs.

En 1897, revue ; quelquefois la nuit, élancements au niveau du front et de la paupière supérieure, mais non comparables à ses crises douloureuses anciennes, cependant.

Obs. 130. — Mikulicz, *Schles. Ges. f. Vaterl. Cultur.*, 8 novembre 1895. — Homme. Névralgie du trijumeau. Résection du ganglion suivant la technique de Krause. Hémorragie peu abondante. Exérèse totale du ganglion. Ulcère cornéen. Hypopion les jours suivants Guérison.

Obs. 131. — Mixter, *Trans. of Ann. Surg. Ass.*, 1896, n° 14, S. 456. — Homme, 40 ans. Résections antérieures périphériques multiples. Récidive. Résection du ganglion selon Hartley-Krause. Après l'opération, anesthésie totale dans le domaine du V. Guérison.

Obs. 132. — Mixter, *loc. cit.* — Homme, 73 ans. 2ᵉ et 3ᵉ branches antérieures réséquées. Résection du ganglion suivant Hartley-Krause. Mort en 48 heures de shock.

Obs. 133. — Mixter, *loc. cit.* — Homme. 72 ans. Résections antérieures des branches I, II et III. Résection du Gasser suivant Hartley-Krause. Insensibilité complète dans le territoire du V. Mort en 48 heures de shock.

Obs. 134. — Monari, *Beitr. z. kl. Chir.*, 96, Bd XVII, S. 495. — Homme, 55 ans. Névralgie gauche. Résection du Gasser suivant Krause. Pas de ligature de la méningée moyenne. Hémorragie peu abondante. Insensibilité du territoire du trijumeau. Guérison.

Obs. 135. — Mudd, Communication personnelle à Carson. — Homme, 68 ans. Névralgie droite. Opération le 28 novembre 1898. Résection du ganglion suivant Hartley-Krause. Pour éviter la compression du cerveau, Mudd fait systématiquement une ponction de la dure-mère, qui laisse échapper du liquide céphalo-rachidien. La méningée moyenne est la source d'une violente hémorragie, qui nécessite le tamponnement du trou sphéno-épineux. Le ganglion a été enlevé en totalité. Guérison.

Obs. 136. — Mugnai, *Policlinico*, 15 juillet 1899. — Femme, 67 ans. Antérieurement, résection du sous orbitaire. Résection du Gasser suivant le procédé de Krause, avec un lambeau temporal plus grand. La méningée moyenne est liée. Au moment de l'isolement du ganglion, violente hémorragie. L'opération est interrompue. Reprise en un second temps. L'exérèse du ganglion peut être complétée. L'anesthésie du territoire du V fut complète. Guérison.

Obs. 137. — Murphy, *Am. med. Surg. Bull.*, 1896, n° 16, et communications personnelles à Carson et Tiffany. — Femme, 51 ans. Névralgie du V opérée le 26 décembre 1895. L'anesthésie post-opératoire du V fut complète Guérison.

Obs. 138. — Murphy, *loc. cit.* — Homme, 62 ans. Résection du Gasser le 20 avril 1896 suivant Hartley-Krause. L'anesthésie post-opératoire du V fut complète. Guérison.

Obs. 139. — Murphy, *loc. cil.* — En décembre 1898, résection du Gasser suivant Hartley-Krause. Délire post-opératoire du 5e au 7e jour. Guérison.

Obs. 140. — Murphy, *loc. cil.* — En décembre 1898, résection du Gasser suivant Hartley-Krause. Infection le 7e jour au changement de pansement. Mort au 9e jour. A l'autopsie, méningite purulente.

Obs. 141. — Nicolson, Communication personnelle à Tiffany *in* Lexer. — Femme, 62 ans. Résection du Gasser suivant Hartley-Krause. La méningée moyenne saigne très abondamment. Hémorragie veineuse, que le tamponnement arrête, au moment de la libération du ganglion. Celui-ci est enlevé en totalité. Mort au 4e jour. Méningite purulente.

Obs. 142. — Novaro, *Journ. de méd. et de chir. de Bruxelles*, 1891, p. 563. — Homme, 68 ans. Opéré le 11 mai 1891. Procédé personnel : voie transmaxillaire. Ganglion enlevé sauf bord interne avec la 1re branche. Guérison.

Obs. 143. — O'Hara, *Austr. med. Journ.*, 1893, p. 513. — Femme, 66 ans. Névralgie gauche. Opération le 27 juin 1893, suivant Rose (modifié). Ligature de la maxillaire interne. Ablation du ganglion à la curette. Parmi les suites opératoires, nécrose de l'arc zygomatique. Guérison.

Obs. 144. — Parmenter, *Trans. of Ann. surg. Ass.*, 1896, S. 45. — Homme, 54 ans. Résection antérieure de la 3e branche plusieurs fois. Résection du Gasser selon Doyen. Hémorragie très violente. Le tamponnement l'arrête. L'exérèse a été totale. Au bout de 3 mois, récidive considérée comme hystérique.

Obs. 145. — Pilcher, Communication personnelle à Carson, *in* Lexer. — Femme, 44 ans., Névralgie droite. Résection antérieure des 2e et 3e branches. Récidive. Le 1er décembre 1897, résection du Gasser selon Doyen. Violente hémorragie à la libération du ganglion, qui oblige à suspendre l'opération. Terminaison en un second temps. Guérison.

Obs. 146. — Park, *Med. News*, 1893, t. I, p. 183. — Homme, 53 ans. Résection du Gasser selon Andrews. Ligature de la carotide. Ablation du ganglion avec un crochet. Petite hémorragie. Légère suppuration dans la suite. Guérison.

Obs. 147. — Park, *loc. cil.* — Femme, 54 ans. Névralgie droite. Méthode particulière. Ligature de la maxillaire interne. Légère hémorragie de la méningée moyenne. La libération du Gasser s'accompagne d'une hémorragic violente. Le ganglion fut enlevé par morcellement mais en totalité. Guérison.

Obs. 148. — PAKHILL, *Med. News*, 1893, t. II, p. 319. — Femme, 60 ans. Névralgie gauche, ayant récidivé après résections répétées des 3 branches. Ablation du ganglion, à la curette selon Rose. Récidive au bout d'un an. Lors d'une seconde intervention, mort.

Obs. 149. — POIRIER, *Soc. chir.*, 12 octobre 1898, n° 29, p. 855. — Homme, 63. Névralgie du V, avec tic douloureux depuis 20 ans. Menaces de suicide qui décidèrent à l'opération, en dépit de la faiblesse du malade. Opération normale. L'hémorragie veineuse, notable comme toujours, ne dépasse pas les limites ordinaires ; une très fine éraillure de la dure-mère donne passage à un peu de liquide céphalo-rachidien. Shock opératoire violent pour cet homme affaibli. Chloroforme bien supporté. Mort de shock une demi-heure après l'opération. Ganglion examiné (Gombault) sans altérations.

Obs. 150. — RANSCHOFF, Communication personnelle à TIFFANY. — Homme, 50 ans. Névralgie gauche. Résection antérieure de la 3e branche. Récidive. Résection du ganglion suivant Horsley. L'excision du Gasser amena une énorme hémorragie d'origine caverneuse (?). Tamponnement. Mort en 36 heures.

Obs. 151. — REED, *Col. med. Journ.*, 1897, Bd XVIII, p. 113. — Femme, 59 ans. Névralgie gauche. Le 3 décembre 1895, résection du ganglion selon Krause. Guérison.

Obs. 152. — RICHARDSON, *Bost. med. a. surg. Journ.* — Femme, 63 ans. Névralgie gauche. Récidive malgré résection à la base du crâne des branches II et III. Le 15 août 1894, exérèse, suivant Horsley, du Gasser. La méningée moyenne déchirée saigne abondamment. La torsion du ganglion amène déchirure de dure-mère et une hémorragie veineuse du plexus, qui s'arrête quand le cerveau est retombé à sa place. Conjonctivite. Légère aphasie. Guérison.

Obs. 153. — RICHARDSON, Communication personnelle à TIFFANY. — Femme, 53 ans. Résection des 2e et 3e branches à la base du crâne. Récidive. Gasserectomie suivant Krause-Hartley. Ponction de la dure-mère. La 1re branche n'est pas arrachée avec le ganglion. Anesthésie totale dans le domaine du V. Guérison.

Obs. 154. — ROGERS, *Am. Journ. of med. Sciences*, 1895. — Homme, 45 ans. Névralgie droite. Extraction antérieure des dents. Résection de la

3e branche. Ablation du Gasser le 23 mai 1893, suivant Rose, à la curette. La méningée moyenne ne dut pas être liée. Une abondante hémorragie veineuse apparut. L'insensibilité complète dans le territoire du V. Le malade eut du shock longtemps et profondément. Guérison.

Obs. 155. — Rose, *Lancet*, 1890, t. II, 1er novembre 1892 ; t. II, p. 953. — Femme, 60 ans. Névralgie droite. Récidive après des résections répétées. Ablation du ganglion de Gasser le 2 avril 1890, suivant procédé de l'auteur avec des pinces. Hémorragie peu intense. Le ganglion est enlevé par morcellement. Conjonctivite, kératite. Plus tard, énucléation de l'œil. Guérison.

Obs. 156. — Rose, *loc. cit.* — Femme, 63 ans. Névralgie droite. Extraction antérieure des dents. Résection du Gasser le 29 janvier 1891 par voie ptérygoïdienne propre. Guérison.

Obs. 157. — Rose, *loc. cit.* — Femme 63 ans. Névralgie droite. Résections antérieures répétées. Voie ptérygoïdienne. Anesthésie du V incomplète. Contraction du maxillaire inférieur. Conjonctivite.
Il a persisté de la photophobie. Récidive. Douleurs dans l'œil.

Obs. 158. — Rose, *loc. cit.* — Femme, 37 ans. Névralgie droite. Résections antérieures branches II et III. Gasserectomie le 5 novembre 1891, suivant procédé personnel. Exérèse incomplète du ganglion. Vomissement de sang et épistaxis. Après 3 semaines, conjonctivite. Kératite. Au bout de 9 mois, récidive. Douleurs violentes sur le trajet des branches I et II.

Obs. 159. — Rose, *loc. cit.* — Femme, 37 ans. Névralgie droite. Exérèses antérieures des dents, sans résultat. Gasserectomie le 16 janvier 1892. Ligature de la maxillaire interne. Lésion de la dure-mère par le trépan. Violente hémorragie du plexus ptérygoïdien. La moitié antérieure du ganglion n'a pas été réséquée ; l'anesthésie du V a été incomplète. Collapsus post-opératoire. Guérison.

Obs. 160. — Rose, *loc. cit.* — Femme, 68 ans. Névralgie droite. Récidive après extraction des dents. Le 25 février 1892, résection du Gasser suivant technique propre à la curette. Lésion de la trompe d'Eustache et de la dure-mère. Hémorragie du plexus ptérygoïdien. La partie antérieure du ganglion est laissée. Agitation, puis coma. Mort en 48 heures dans le collapsus. A l'autopsie, méningite purulente. Lésion de la trompe d'Eustache.

Obs. 161. — Rose, *loc. cit.* — Femme, 56 ans. Résection du Gasser suivant méthode particulière. Hémorragies des veines maxillaires internes. Ablation du ganglion à la curette. Exérèse incomplète. Anesthésie dans le domaine du V, incomplète. Guérison.

OBS. 162. — SALOMONI, *Magaz. Milan.*, 1895, t. XXXV, p. 77. — Homme, 43 ans. Névralgie droite. Le 22 octobre 1894, exérèse du ganglion suivant la technique de Krause. Ligature de la méningée au trou sphéno-épineux. Quelques douleurs, mais avec un autre caractère. Guérison.

OBS. 163. — SAPEJKO, *Revue chir.*, 1901, n° 9, S. 311. — Homme. Début de névralgie il y a 5 ans. Opérations antérieures : résection de la 3e branche. Récidive. Tic douloureux. Le 20 février 1898, résection du Gasser. Techniques Krause-Quenu, combinées. Ligature de carotide externe. Découverte de II et III. Ouverture du cavum. Dissection de paroi supérieure. Découverte de racine du V. Libération de face inférieure du ganglion. Traction sur ganglion, qui sépare le tronc du V et la racine I. Rejet du ganglion en dehors. Ablation des restes du ganglion à la curette. Section du II. Section du III.
Insensibilité totale dans le domaine du V. Revu 3 ans après : légères douleurs dans la joue droite depuis 1 an déjà. La région anesthésiée est moins nettement limitée qu'après l'opération.

OBS. 164. — SCHLOFFER, *Prager med.* W., 1901, n° 44. — Résection de 2e branche, 2 fois, sans succès. En janvier 1901, résection du Gasser, selon Krause, avec section du zygoma. Ligature de la méningée moyenne. Hémorragie veineuse qui nécessite 10 minutes de tamponnement. Ganglion enlevé en totalité. Guérison.

OBS. 165. — SCHWARTZ, *Bull. et Mém. Soc. chir.*, 1898, n° 29, p. 857. — Homme, 62 ans. Depuis 1897, douleurs violentes surtout la nuit, attribuées à une tumeur bénigne préparotidienne. Ablation de cette tumeur sans résultats. Exaspération des accès. En avril 1897, résection du nerf sous-orbitaire. Calme pendant quelques jours. Puis névralgie des 3 branches. Douleurs atroces. Résection du ganglion le 11 juin 1898. Technique de Poirier. Découverte et section de la branche III. Isolement du ganglion par sa face supérieure, puis inférieure. Là difficultés : écoulement de liquide céphalo-rachidien, hémorragie veineuse abondante qui empêche de voir. Tamponnement, demi-heure. Terminaison de la dissection du ganglion. Section du II. L'ablation du ganglion est difficile; il se déchire à 3 reprises. Curettage du cavum. Drain. Sutures. Protection de l'œil. Écoulement de liquide séro-sanguinolent. Douleur continue. Kératite. Amaurose. Exophtalmie. Réapparition des douleurs.

OBS. 166. — STEWART, *Med. News*, 1894, t. III, p. 155. — Femme,

48 ans. Névralgie gauche. Résection antérieure de la 2ᵉ branche. Excision du ganglion d'après Carnochan. Le 25 mars 1894, résection du ganglion selon Rose. Ligature de la maxillaire interne. Ablation du Gasser au crochet. Le sinus caverneux est tamponné pendant une demi-heure. L'ablation du ganglion a été complète ; l'anesthésie dans le domaine du V, totale. Salivation après lésion de la parotide. Suppuration de la plaie. Guérison.

Obs. 167. — Stewart, *loc. cit.* — Femme, 44 ans. Névralgie droite. Extractions de dents. Récidive. Le 14 décembre 1894, gasserectomie suivant Hartley-Krause. Blessure et ligature double de la méningée moyenne. Hémorragie veineuse très persistante. Ablation du ganglion en morceaux. Insensibilité complète dans le domaine du V. Léger shock. Guérison.

Obs. 168. — Stimson, Communication personnelle à Tiffany. — Femme. Opération le 20 septembre 1895. Résection antérieure de la 3ᵉ branche. Procédé de Krause-Hartley. Grave accident de chloroforme par pression de la spatule (?). Mort en 6 heures.

Obs. 169. — Terrier, *Bull. et Mém. de la Soc. de Chir.* — Incision région temporale pour lambeau ostéo-cutané. En rabattant le lambeau, l'os saute au nez. Il est recueilli, mis dans compresse stérilisée chaude. Décollement de la dure-mère. Recherche de méningée moyenne, qui est liée. Pendant le décollement inondation par hémorragie. Rétraction du cerveau. Découverte du II, puis du III. Section de II ; pas de sang. Section de III. Écoulement de sang, facilement arrêté. Tentative d'excision du Gasser. Immédiatement, jets de sang, comme petites fontaines qui coulaient par orifices des vaisseaux qui s'implantaient dans le sinus. Arrêt de l'hémorragie par une pince de Kocher.

Résection partielle du ganglion. Pas de tentative de dissection de l'I.

Remise en place de l'os. Sutures. L'os a très bien repris. Pas de phénomènes du côté de l'œil.

Obs. 170. — Terrier, *loc. cit.* — Homme. Douleurs atroces. Procédé Hartley. Ligature de la méningée impossible. Dure-mère très adhérente et amincie. Perte de liquide céphalo-rachidien, arrêtée par pinces à pression. Section de II, puis de III qui donne une véritable hémorragie. Tentative de dissection du Gasser. L'écoulement de sang, en nappe, l'empêche. Tamponnement à la gaze.

Le malade alla bien une partie de la journée ; puis il mourut en quelques instants, à cause certainement de la gravité de l'acte opératoire.

Obs. 171. — Tiffany, *Trans. of the Ann. Surg. Ass.*, 1896. — Femme, 59 ans. Névralgie droite. Branches II et III antérieurement réséquées. Le 8 novembre 1892, selon Hartley-Krause, résection du Gasser. Ligature de la méningée moyenne. Anesthésie post-opératoire complète dans le domaine du V. Guérison.

Obs. 172. — Tiffany, *Annals of Surg.*, 1894, t. XIX, p. 47-57. — Femme, 79 ans. Névralgie droite. Résection du Gasser suivant Hartley-Krause. Ponction de la dure-mère pour éviter compression du cerveau.
La méningée moyenne n'est pas liée. L'anesthésie post-opératoire fut complète. Guérison.

Obs. 173. — Tiffany, *loc. cit.* — Femme, 46 ans. Névralgie droite. Résection antérieure de la 3e branche. Opération le 25 septembre 1893 suivant Hartley-Krause, avec ponction de la dure-mère, sans ligature de la méningée moyenne. L'anesthésie fut complète dans le domaine du V. Guérison.

Obs. 174. — Tiffany, *loc. cit.* — Névralgie droite. Résection du Gasser suivant Hartley-Krause. Guérison.

Obs. 175. — Tiffany, *loc. cit.* — Homme, 79 ans. En octobre 1896, résection du Gasser suivant Krause. Hémorragie modérée. Résection du ganglion complète. Anesthésie du V complète. Ulcère cornéen. Tache. Récidive après un an.

Obs. 176. — Villar, *in* Th. Peyraud, Bordeaux, 1902. — Femme, 43 ans. Début il y a 7 ans d'une douleur autour de l'orbite, bientôt généralisée aux 3 branches. Avulsion de dents ; amélioration passagère. Traitements variés, parmi lesquels injections locales de cocaïne. Sans succès. Opération le 24 mai. Procédé de Quenu-Poirier. Ligature de la méningée. Guérison 19 mois après l'opération. La guérison s'est maintenue.

Obs. 177. — Villar, *loc. cit.* — Femme, 69 ans. Névralgie droite. Début il y a 40 ans. En 1896, résection du maxillaire supérieur, du frontal externe, du mentonnier, du dentaire inférieur. Après 14 mois, récidive. En 1900, résection du nasal externe et du naso-lombaire. Amélioration pendant 5 mois. Récidive. Résection du Gasser le 5 novembre. Technique de Poirier. Au trou petit rond on ne trouve pas la méningée. Suites opératoires simples. Anesthésie des muqueuses buccale et linguale. Pas de troubles oculaires bien qu'avant l'opération la conjonctive était rouge et l'œil droit larmoyant. En janvier 1902, la malade est en parfait état.

Obs. 178. — Winslow, *Maryland med. Journ.*, 1895. — Homme, 31 ans. Névralgie gauche. Résection du Gasser suivant Hartley. Ponction de la dure-mère. Ablation du ganglion. Légère paralysie de l'oculo-moteur commun. Aphasie. Léger délire. Guérison, mais névralgie du côté opposé.

Obs. 179. — Winslow, Communication personnelle à Carson. — Femme, 56 ans. Le 6 octobre 1897, suivant Hartley-Krause, résection du Gasser, à la curette. Forte hémorragie du sinus caverneux. Guérison.

Obs. 180. — Wecks, *Trans. of the Am. Surg. Ass.*, 1896. — Homme, 55 ans. Névralgie gauche. Résection antérieure de la 3e branche. Gasserectomie suivant Hartley-Krause. Légère aphasie. Guérison.

Obs. 181. — Wolfler, *Prag. med. W.*, 1898, n° 23, S. 178. — Femme, 48 ans. Ablation du Gasser selon Hartley-Krause. Ophtalmie totale. Tache cornéenne. Guérison.

Outre ces observations, il est une série de cas où il est seulement indiqué que le mode opératoire fut par voie temporale, mais sans autre détail que le résultat final :

1 cas, Bree, guérison.
4 cas, Gussenbauer, 4 guérisons.
5 cas, Hartley-Frank, 5 guérisons.
1 cas, Karström, 1 guérison.
4 cas, Korteweg, 4 guérisons.
1 cas, Madelung, 1 mort.
1 cas, Pyle, 1 guérison.
2 cas, Renton, 2 guérisons.
2 cas, Richardson, 2 guérisons.
1 cas, Rose, 1 mort.
1 cas, Sick, 1 guérison.

Enfin, une série de cas est signalée sans aucune indication de méthode ni détails opératoires :

1 cas, Biondi, 1 guérison.
1 cas, Dennetiers, 1 guérison. Myxome.
1 cas, Halsted, 1 mort.
1 cas, Kropius, 1 guérison.
1 cas, Meyer, 1 mort au bout de 3 mois. Abcès du cerveau.
1 cas, Sutton, 1 guérison.

CONCLUSIONS

La résection du ganglion de Gasser, moins répandue en France qu'à l'étranger, est une opération logique, qui mérite d'entrer dans la pratique chirurgicale courante.

Cette opération est délicate à cause de la situation profonde du ganglion et de ses voisinages dangereux, du cerveau, du sinus caverneux, des nerfs de l'œil.

Elle doit être pratiquée, sans manœuvres opératoires étendues à la base du crâne, par trépanation temporale après résection de la zygomatique. C'est la seule voie qui donne un large accès dans la loge cérébrale moyenne, sans léser au passage des organes dangereux (plexus ptérygoïdien, sinus sphénoïdal), et surtout, c'est la seule qui permette une extirpation complète et bien réglée.

Les lésions cérébrales et celles des nerfs moteurs de l'œil constituent des accidents opératoires des plus fréquents ; l'hémorragie est à la fois un danger par son abondance, un obstacle par la gêne qu'elle apporte au contrôle de la vue.

Les lésions cérébrales et celles des nerfs de l'œil sont le fait d'une technique souvent aveugle ou brutale. Les lésions cérébrales sont ordinairement graves ; les troubles moteurs de l'œil, généralement passagers.

L'accumulation du sang dans le champ opératoire est un obstacle à la vue : la position spéciale que l'on donne au malade — tête déclive — permet le drainage ininterrompu de ce sang.

L'hémorragie ordinaire de la méningée moyenne est supprimée par la ligature préliminaire de la carotide externe. Celle du sinus caverneux et du plexus postérieur au ganglion est évitée ou retardée par la section tardive des branches maxillaires du ganglion et par la dissection dernière de la face inférieure du ganglion et surtout de sòn bord interne.

Le tamponnement suffit à arrêter l'écoulement du sang.

Les statistiques réunies de résection du ganglion de Gasser par voie temporale donnent :

Morts : 14,5 p. 100.

Récidives : 6,5 p. 100.

Guérisons : 79 p. 100.

TABLE DES MATIÈRES

1-8-03. — Tours, Imp. E. Arrault et Cie.

www.ingramcontent.com/pod-product-compliance
Ingram Content Group UK Ltd.
Pitfield, Milton Keynes, MK11 3LW, UK
UKHW020847120726
13693UKWH00002B/870